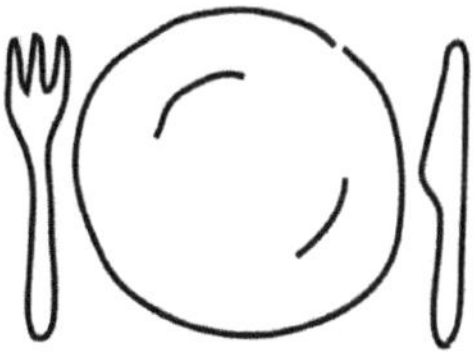

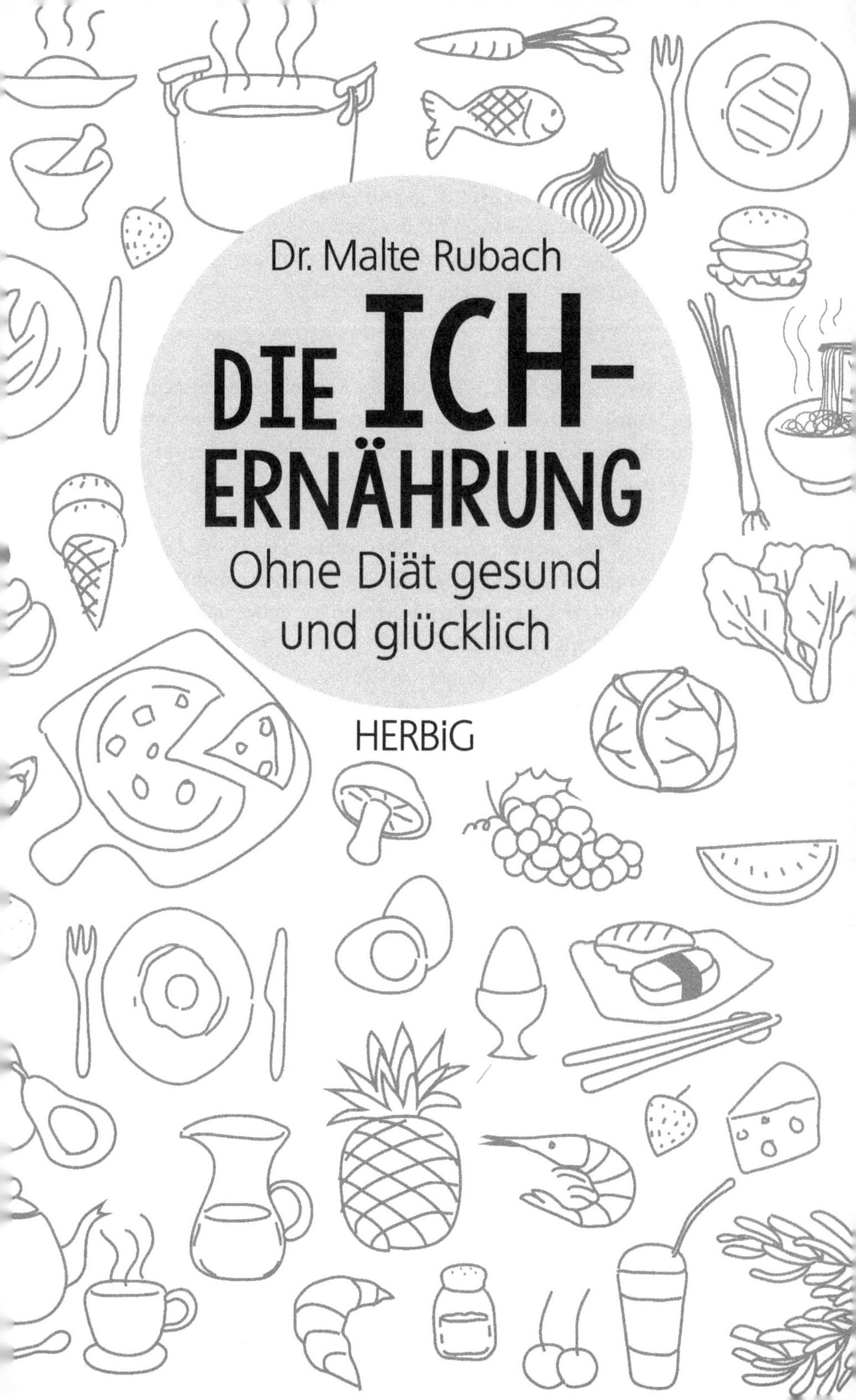
Dr. Malte Rubach
DIE ICH-ERNÄHRUNG
Ohne Diät gesund und glücklich
HERBiG

Dr. Malte Rubach beschäftigt sich seit mehr als 15 Jahren mit den Themen Ernährung, Gesundheit und Nachhaltigkeit. Nach seiner Forschungstätigkeit am Leibniz-Institut war er zunächst als Projektleiter am Kompetenzzentrum für Ernährung in Bayern tätig, bevor er an das dortige Ernährungs- und Landwirtschaftsministerium wechselte. Zudem ist er als Referent und Autor aktiv.
www.ich-ernaehrung.de

Prof. Dr. med. Martin Halle ist Facharzt für Kardiologie, Sportmedizin und Innere Medizin und ärztlicher Direktor des Zentrums für Prävention und Sportmedizin des Klinikums rechts der Isar der Technischen Universität München.

Prof. Dr. med. Johannes Erdmann ist Internist, Endokrinologe, Diabetologe und Ernährungsmediziner mit dem Forschungsschwerpunkt Therapie von Adipositas und Typ-2-Diabetes. Er arbeitet als Professor an der Hochschule Weihenstephan-Triesdorf.

FSC www.fsc.org
MIX
Papier aus verantwortungsvollen Quellen
FSC® C083411

Umschlaggestaltung: Wolfgang Heinzel
Satz: VerlagsService Dietmar Schmitz GmbH, Heimstetten
Gesetzt aus: 10,75/14 pt Minion Pro
Druck und Binden: CPI books GmbH, Leck
Printed in Germany
ISBN 978-3-7766-2801-2

www.herbig-verlag.de

Inhalt

TEIL 3

Langfristiges und effektives Gewichtsmanagement mit den 4 G 137

Vorwort

»Schwere« Zeiten sind angebrochen in Deutschland und der westlichen Welt. Die Hälfte der Menschen in den Industrienationen hat Übergewicht und ist bewegungsarm oder gar Bewegungsmuffel. Diese Menschen sehe und behandle ich täglich in meiner klinischen Tätigkeit im Präventionszentrum des Klinikums rechts der Isar der Technischen Universität München. Sie verdeutlichen mir, wie entscheidend die richtige Art und Dosis der täglichen Bewegung für gesunde wie auch erkrankte Menschen ist, und wie dies besonders gesundheitsfördernd zusammen mit einer optimalen Ernährungsweise eingesetzt werden kann.

Doch so schön die Erfolge sind, die wir mit der Therapie einer Lebensstilumstellung erzielen können, so nachdenklich stimmt mich die Tatsache, dass viel zu viele Menschen zu spät kommen, wenn sie bereits am Herzinfarkt, an einer Herzmuskelschwäche, am Schlaganfall oder Diabetes erkrankt sind. Vermeintlich wissen alle über diese Themen gut Bescheid, und Ernährungs- und Fitnesstrends gibt es in jeder Ausgabe von Fitness- und Gesundheitsmagazinen aufs Neue. Doch dies sind häufig Halbwahrheiten ohne fundierten wissenschaftlichen Beweis.

Malte Rubach sorgt mit seinem Buch für einen ausgezeichneten Überblick, was Diäten und unterschiedliche Ernährungsweisen wirklich nutzen, was alter Wein in neuen Schläuchen ist und was man getrost vergessen kann. Mit Bezug auf die aktuelle Studienlage und Medienberichterstattung stellt er klar, dass die wissenschaftliche Evidenz meist schwach ist und Ergebnisse und Empfehlungen oft überzogen dargestellt werden. Deshalb appelliert er für mehr Gelassenheit, wenn sich die Nachrichten über Ernährungs- und Lebensmittelskandale mal wieder überschlagen.

Aus meiner täglichen Praxis kann ich bestätigen, dass Malte Rubach es ernst meint. Seit vielen Jahren sehe ich ihn als schlanken und sportlich aktiven Menschen zum jährlichen medizinischen Check in meiner Ambulanz an der Universitätsklinik in München. Die heutige medizinische Diagnostik ermöglicht es, den Gesundheitsstatus objektiv zu erfassen und gesundheitliche »Baustellen« aufzuzeigen. Anhand seiner eigenen Historie und Ergebnisse beweist er, dass mit ausreichend Bewegung und ausgewogener Ernährung jede Trend-Diät überflüssig wird. Mit vielen Fakten und Wissen über Gesundheit, Ernährung und den menschlichen Stoffwechsel präsentiert er in diesem Buch Beispiele und Übungen zum Mitmachen, wie Sie Ihren Lebensstil Stück für Stück verändern können. Dies Buch ist gezielt kein Diätratgeber oder gar ein Kochbuch, es ist eine Anleitung für Ihr persönliches Gesundwerden.

Univ.-Prof. Dr. med. Martin Halle
Facharzt für Kardiologie, Sportmedizin und Innere Medizin und ärztlicher Direktor des Zentrums für Prävention und Sportmedizin des Klinikums rechts der Isar der Technischen Universität München

Einleitung

Es gibt wenige Themen, die unabhängig von der globalen Großwetterlage so ausdauernd präsent sind wie die Diskussionen um gesunde Ernährung und Lebensmittel. Kein Wunder, schließlich geht es dabei um eines, wenn nicht sogar DAS Grundbedürfnis des Menschen. Es spielt keine Rolle, ob gerade eine politische Krise aufzieht, sich die gesellschaftliche Diskussion um Migrationsströme dreht oder sich das private Umfeld mal wieder mit allerlei Unwägbarkeiten zu Wort meldet. Nein, die Ernährung ist allgegenwärtig. Und doch kann man feststellen, dass sie weltweit einen unterschiedlichen Stellenwert erfährt. Im Sudan spielen beispielsweise Paläo-Ernährung, Vollwertkost und Low Carb keine Rolle, denn es geht hauptsächlich darum, für den nächsten Tag ausreichend Nahrung für die Familie zu beschaffen. Dort gibt es keine »Foodies«, die damit beschäftigt sind, ihr Essen zu fotografieren. Es gibt auch keine »vegane Bewegung«, denn ein Stück Fleisch ist so oder so die Ausnahme, und ein Glas Milch von der Hausziege kann überlebenswichtig sein.

Der Gegensatz zwischen Hunger in der Welt und den gesundheitlichen Folgen von Überernährung ist dabei genauso irritierend wie die hierzulande prophetisch und am Fließband verkündeten Heilslehren von selbst ernannten Ernährungsexperten. Ob echte oder unechte Köche, die ihre veganen Kochbücher mit Vorher-Nachher-Fotos preisen, ob Schauspieler, die ihre grünen Smoothies als Allheilmittel verkaufen, oder die zahlreichen anderen Angebote von der Stoffwechseldiät bis zur 360-Paläo-Challenge: All diese Konzepte haben einen einzigen langfristigen Nutzen – sie sind gut für das Geschäftsmodell der Vertreiber, die in den seltensten Fällen irgendeine Kompetenz in Sachen Ernährung erworben haben. Ihr Fachwissen liegt in der Tatsache begründet, früher dick oder krank gewesen zu sein und anschließend, nach einem Erweckungserlebnis, dank einer Ernährungsumstellung zu einem Leben in Glück, Gesundheit und meistens auch Reichtum gefunden zu haben.

Man selbst als bestes Vorbild? Unwissenschaftlicher geht es nicht. Für

derartige Heilsversprechen sind klinische Studien mit Hunderttausenden Teilnehmern nötig. Doch insbesondere die Chance, gutes Geld zu machen, lässt die Erfinder von Diäten zuweilen verbissen an ihrer Heilslehre festhalten, selbst wenn es dafür keine wissenschaftlichen und erst recht keine sinnvollen Belege gibt. Aber wir Menschen sind eben viel empfänglicher für Emotionen als für Fakten, was zugegebenermaßen ja auch ein wenig den Spaß am Leben ausmacht. Doch wenn es um unsere Gesundheit geht und nicht zuletzt um unser Geld, das sich nicht von selbst verdient, sollten Fakten im Spiel sein.
Einen nicht unwesentlichen Beitrag zu diesen unbelegten Diätversprechungen leisten die Medien. Eine Analyse der Beratungsagentur Ebner & Stolz für das Jahr 2015 ergab, dass alleine im öffentlichen und privaten Fernsehprogramm über 500 Beiträge zu Ernährung zu sehen waren. Dabei galt nicht selten das »Aufreger-Prinzip«: Wo keine schlimme Nachricht, da auch keine Quote. Die Top 5 der am häufigsten von Ernährungsskandalen betroffenen Branchen waren in abnehmender Reihenfolge die Fleischindustrie, Getränkehersteller, Milch- und Molkereiprodukte, Back- und Süßwaren. Dabei ging es häufig um Qualitätschecks, Verbrauchertäuschung, belastete Lebensmittel und um Gesundheit. An fünfter Stelle lag das Thema Tierhaltung. Letztlich sind viele Nebenschauplätze zu beachten, wenn man die Frage beantworten will: Tue ich mir und meiner Umwelt etwas Gutes, wenn ich dieses Lebensmittel esse? Weil es relativ langweilig wäre, diese Themen möglichst sachlich und ausgewogen zu präsentieren, werden die Zusammenhänge oft stark vereinfacht, eindimensional oder schlicht falsch dargestellt. Zur Aufklärung des Verbrauchers tragen die schon erwähnten selbst ernannten Experten mit ihrem Mangel an Fachwissen dann auch nicht mehr bei.
Falls diese kurze Einleitung Ihre Illusionen von Ernährungsratgebern hat platzen lassen, dann lesen Sie auf jeden Fall weiter. Falls nicht, lesen Sie erst recht weiter! Dieses Buch ist nämlich kein klassischer Ernährungsratgeber. Sie werden keine bunten Bildchen von leckeren veganen Rezepten finden. Die gibt es schon zur Genüge in Buchform und im Internet. Mit diesem Buch werden Sie diese Rezepte auch weiter nutzen, nur vielleicht etwas sinnvoller und zielgerichteter. In die-

sem Buch gibt es auch keine Vorher-Nachher-Fotos des Autors, sondern Fakten über Gesundheit und darüber, warum man sich nicht einseitig zu ernähren braucht – wie es viele Ernährungsweisen und Diäten vorschreiben –, um gesund zu bleiben.
Mit vielen kleinen Übungen regt dieses Buch Sie dazu an, kleine und wichtige Puzzleteile Ihrer Ernährung und Gesundheit zusammenzusetzen. Kein Ernährungsexperte, der Sie nicht persönlich kennt, kann Ihnen sagen, was für Sie die richtige und gesundheitsförderliche Ernährung ist. Aber ich helfe Ihnen sehr gerne dabei, es herauszufinden. Nutzen Sie dieses Buch, um sich selbst besser kennenzulernen!

■ Sie erfahren, was die Vor- und Nachteile sämtlicher Diäten sind, die Sie schon oder noch nicht ausprobiert haben. Im letzteren Fall brauchen Sie sie auch nicht mehr ausprobieren, denn Sie wissen nach diesem Buch, wie Ernährung und Stoffwechsel zusammenhängen und dass es völlig in Ordnung ist, wenn Sie kein Topmodel sind, dafür aber gesund und glücklich!

■ Anhand meiner kompletten Gesundheitshistorie der letzten zehn Jahre werden Sie sehen, dass es ein paar objektive Faktoren gibt, mit deren Hilfe Sie feststellen können, ob Sie in Bezug auf Ihre Ernährung und Ihre Bewegung etwas unternehmen sollten. Sie werden sehen, dass Gewichtsschwankungen völlig normal sind und es auf eine langfristig ausgewogene Ernährung sowie regelmäßige Bewegung ankommt. Dann sind auch kleine Ausrutscher nicht schlimm.

■ Um einen gesunden Lebensstil zu pflegen, bekommen Sie noch ein paar Orientierungshilfen für den Alltag mit auf den Weg, denn ich weiß, wie es da draußen ist: Im nächsten Moment bekommen Sie in einer Illustrierten, von einem Bekannten oder Ihrem Fitnesstrainer den nächsten Ernährungstipp aufgetischt. Das braucht Ihnen dann keine Sorgen mehr machen, denn mit diesem Buch werden Sie Diäten und Ernährungsweisen selber richtig bewerten können!

TEIL 1
Die traute Zweisamkeit – Ernährung und Gesundheit

Fragen Sie eine beliebige Person, was langfristig das Wichtigste für ein glückliches und erfülltes Leben ist. In den meisten Fällen wird die Antwort die gleiche sein: Gesundheit! Zumindest ab 30 aufwärts. Bei Gesundheit geht es aber nicht nur darum, nicht krank zu werden. Es geht auch um Lebensqualität. Und damit erklärt sich der enorme Stellenwert der Ernährung in der gesellschaftlichen Diskussion.

Ein extrem breites Spektrum an Ernährungsweisen, das ausreichend Raum für persönliche Vorlieben gibt, sorgt für einen ständigen Wettlauf der Ideologien vom gesunden Essen. Da sind zum Beispiel die Fitness-Jünger, die immer noch auf Protein-Supplemente schwören, damit die Muskeln wachsen. Die Veganer, die das Argument der Gesundheit als Einfallstor für ihr eigentliches Ziel, den Schutz der Tierrechte, entdeckt haben. Die Paläo-Freaks, die genau das Gegenteil behaupten: Möglichst viel Fleisch und sonst nur das, was einem im Paläo-Zeitalter beim Waldspaziergang in die Hände gefallen wäre.

Diese drei Beispiele zeigen, was für zahlreiche Diäten und Ernährungsprogramme typisch ist: Sie sind langfristig von den wenigsten Menschen durchführbar, da sie zu einseitig sind. Dafür leuchten sie umso mehr auf Anhieb ein, weil sie eine einfache Orientierung bieten: keine tierischen Lebensmittel, nur unverarbeitete Lebensmittel oder einfach ein Eiweißshake statt Frühstück. Einfache Anweisungen. Die sind viel bequemer als »Informier dich, wo dein Essen herkommt«.

Trendige Ernährungsprogramme beginnen gerne mit einer Art »Challenge« oder »Kur«, was nichts anderes ist als ein Teaser. So nennt man in der Werbeindustrie Eyecatcher oder Lockbilder bzw. -texte, die dann zum eigentlichen Angebot führen sollen. Eine Challenge, um sich zu beweisen, dass man es draufhat, hört sich ja auch verlockend an. Dazu das martialische Bild des Erfinders oder der Erfinderin, das zeigt: Ich habe es geschafft, du kannst es auch! Wenn du es draufhast … Schafft man die Challenge – 30 Tage vegan oder 360 Tage Paläo –, hebt das natürlich das Selbstbewusstsein. Garniert wird der Erfolg dann mit ein paar persönlichen Erfahrungsberichten von anderen, die über plötzlich »reine Haut«, ein »tolles Lebensgefühl« oder gar »besseren Sex« berichten. Botschaften und Geschichten, die uns mehr Schönheit, Glück, Erfolg und noch besseren Sex versprechen, sind aber häufig zu schön, um wahr zu sein. Da unterscheiden sich auch Trends in der Ernährung nicht von klassischen Diäten, selbst wenn sie gerne so tun als ob. Letztendlich werben sie mit den gleichen Versprechen wie die althergebrachten Diätkonzepte aus den 70ern, 80ern, 90ern und 2000ern. Es wiederholt sich alles, nur unter neuem Namen und in anderen Farben.

Und noch etwas hat sich nicht geändert: Wissenschaftlich sind die meisten Diäten in ihrer Wirksamkeit nicht belegt. Es werden Erfahrungsberichte einzelner Personen als Beweise für die Wirksamkeit geliefert oder bekannte Schauspieler und Prominente als Testimonials präsentiert. Hin und wieder preist der Erfinder der Diät selbst das Konzept an, inklusive Wunderpillen. Leider ist das oft überzeugend genug, sodass selten die wichtige Frage nach dem Sinn gestellt wird.

Am Hype um die vegane Ernährung lässt sich das schön illustrieren: Da werden gerne prominente Vorbilder wie Bill Clinton und Gwyneth Paltrow ins Feld geführt. Ersterer war bis 2001 Präsident der USA und hatte bis zu seinem Herzinfarkt im Jahr 2004 wohl noch genügend Stress als Präsident a. D. Zudem hat er sich, wie man weiß, auch sonst nicht in Askese geübt. Nach der Erkrankung änderte er seine Essgewohnheiten komplett. Seitdem wird mit seiner Umstellung auf eine vegane Ernährung von ihm selbst und von seinem Arzt behauptet, so gut könnte es jedem gehen, wenn er nur die Ernährung umstellen würde. Für die vegane Bewegung ist er damit ein Glücksfall, der sich allerdings kaum auf die allgemeine Bevölkerung übertragen

lässt. Hillary Clinton ist übrigens nach einem Schwächeanfall ebenfalls auf vegane Ernährung umgestiegen und seither ein neuer Mensch, so lauten zumindest die neuesten Gerüchte aus Washington.
Fakt ist: Jeder Herzpatient bekommt im Rahmen der langfristigen Therapie eine Ernährungsumstellung empfohlen, und zwar mit einer ausgewogenen Ernährung, relativ fleischarm (insbesondere wurstarm) und dominiert von pflanzlichen Lebensmitteln. Unterm Strich ist es also egal, ob der Patient Bill Clinton heißt, ob er sich vegan ernährt oder ausgewogen – der Effekt einer ausgewogenen Ernährung für die Herzgesundheit wäre der gleiche. Ob nun prominente Veganer, Paläos oder Clean Eater – Bilder und Behauptungen von Menschen, denen wir offenbar mehr vertrauen als jedem sachlich und wissenschaftlich begründeten Beweis, haben ihre Wirkung, obwohl wir sie nur geschminkt aus dem Fernsehen und der Klatschpresse kennen.
Das Ziel dieses ersten Teils ist es, Ihnen eine möglichst einfache und vor allem neutrale Einordnung der meisten bekannten Ernährungsweisen, Diätkonzepte und sonstigen Ernährungstipps zu geben, die Ihnen im Alltag über den Weg laufen. Glücklicherweise gibt es seriöse Organisationen – wie den Verein für unabhängige Gesundheitsberatung (UGB), die Deutsche Gesellschaft für Ernährung (DGE), den Verband der Diplom-Ökotrophologen und Ernährungswissenschaftler (VDÖE), den Verein für Qualifizierung in der Ernährungstherapie und -beratung (QUETHEB), den Verband der Diät-Assistenten (VDD) und die Deutsche Gesellschaft für Ernährungsmedizin (DGEM) –, die weniger profitorientiert arbeiten und kompetent in Ernährungsfragen beraten.
In der Beratung gibt es verschiedene Stufen. Die sogenannte Primärprävention beschäftigt sich mit Menschen, die noch nicht krank sind, mit dem Ziel, dass sie möglichst auch nicht krank werden. Die Sekundärprävention betrifft die Menschen, die bereits eine diagnostizierte Erkrankung haben und die durch eine Therapie möglichst wieder gesund werden sollen. Leider werden die meisten Menschen erst motiviert, etwas für die Gesundheit zu tun und sich vor allem ausführlich selbst zu informieren, wenn sie bereits so eingeschränkt sind, dass sie gar nicht mehr anders können, als etwas zu ändern. Lassen Sie es besser gar nicht erst so weit kommen!

Was ist Gesundheit?

Wann wir beginnen, uns gesund oder krank zu fühlen, ist eine ziemlich subjektive Sache. Im extremen Fall des Hypochonders wird bereits hinter dem geringsten Anzeichen, dem kleinsten Schmerz und dem leisesten Husten eine schlimme Krankheit vermutet. Damit es erst gar nicht dazu kommt, werden keine Mühen und Kosten gescheut, sich vor den überall lauernden Gefahren zu schützen: Der Nachttisch ist voller Nahrungsergänzungsmittel, um die mediterrane Mischkost aufzupeppen, eine 12-Zonen-Schlafmatratze schont den Rücken, jeden Tag zwei bis drei Stunden Fitness und auf keinen Fall ohne Fahrradhelm durch den Park zum Bäcker. Auf der anderen Seite steht das gegenteilige Extrem des modernen Homo oeconomicus: Vollzeitjob mit Überstunden, kaum Zeit für eine geruhsame Mahlzeit, geschweige denn zum Kochen. Zeit für ein bisschen Fitness gibt es sowieso nicht, aber zur Entspannung hier und da mal ein Bierchen oder eine Zigarette. Auch hier beruhigt hin und wieder ein Nahrungsergänzungsmittel das schlechte Gewissen. Dazwischen gibt es zahlreiche Formen gesundheitsorientierten oder -desorientierten Verhaltens. Wo würden Sie sich einordnen?

GESUNDHEITSTYPEN – WELCHER SIND SIE?

- ❍ Ich achte auf regelmäßige Bewegung
- ❍ Ich behalte mein Körpergewicht im Blick
- ❍ Ich schaffe mir Entspannungsmöglichkeiten im Alltag
- ❍ Ich achte auf ausgewogene Ernährung
- ❍ Ich nehme Vorsorgeuntersuchungen wahr
- ❍ Ich sorge für ausreichenden und regelmäßigen Schlaf
- ❍ Ich habe ein aktives Sozialleben (Freunde, Familie, Hobbys)
- ❍ Ich kenne meinen Blutdruck
- ❍ Ich trinke Alkohol nur gelegentlich
- ❍ Ich rauche nicht

Addieren Sie je markierter Verhaltensweise einen Punkt: ____ Punkte

3 Punkte oder weniger: Sie sollten sich ernsthaft Gedanken machen, in welchen der anderen Bereiche Sie etwas verändern können, es muss ja nicht immer Rock 'n' Roll sein.
7 Punkte oder weniger: Sie haben Ihre Gesundheit im Blick, übertreiben es aber nicht. Schauen Sie dennoch, ob Sie Ihren Gesundheitsfokus zur Abwechslung einmal etwas verlagern.
8 Punkte oder mehr: Sie machen im Grunde genommen alles richtig, sollten es aber nicht übertreiben oder aus unbegründeter Angst vor Krankheiten in Panik verfallen.

Wo auch immer Sie stehen, es ist Ihr subjektives Gefühl. Und obwohl der Hypochonder alles tut, um nicht krank zu werden, fühlt er sich eigentlich immer krank. Im Gegensatz dazu verhalten sich viele Menschen entgegen aller gut gemeinten Ratschläge des Gesundheitswesens und fühlen sich – oh Wunder – dennoch gesund.
Dieses Empfinden, sich gesund zu fühlen, ist der wesentliche Faktor für eine hohe Lebensqualität, die mit dem Begriff Gesundheit in engem Zusammenhang steht. Die World Health Organization (WHO) der Vereinten Nationen sagt daher in ihrer offiziellen Definition eben nicht, dass Gesundheit nur die Abwesenheit von Krankheit ist, sondern zusätzlich ein Zustand des allgemeinen körperlichen und psychischen Wohlbefindens. Letzteres zu erhalten und Krankheiten zu vermeiden ist das Ziel aller präventiven Anstrengungen. Dass dies aber nicht immer funktioniert, zeigt der zuletzt erschienene Bericht zur »Gesundheit in Deutschland 2015« des Robert-Koch-Instituts (RKI). Das RKI ist für die Erfassung und Dokumentation des Gesundheitsgeschehens in Deutschland zuständig und erarbeitet Empfehlungen für die Bundesregierung. Schauen wir uns das einmal etwas näher an.

Das dicke Problem – Übergewicht und Adipositas

Auf der ganzen Welt haben sich zu viele Kilos auf den Hüften zu einem ernsthaften Problem entwickelt. Laut der WHO hat sich die Anzahl der Adipösen, also stark übergewichtigen Menschen seit 1980 weltweit mehr als verdoppelt. 2014 waren 39 Prozent der Erwachsenen (über 18 Jahren) übergewichtig und 13 Prozent adipös. Weltweit

gelten bereits 42 Millionen Kinder unter fünf Jahren als übergewichtig oder adipös.
In Deutschland gelten 67 Prozent der Männer als übergewichtig, bei den Frauen sind »nur« 53 Prozent betroffen. Bei Männern wie Frauen sind 25 Prozent als stark übergewichtig einzuschätzen. Dieser Zustand ist wohl als ein Zeichen der Wohlstandsgesellschaft zu werten. Bei Kindern und Jugendlichen sind bereits 6 Prozent als adipös zu verzeichnen, die damit eine Stoffwechselprägung erlangen, die sie Zeit ihres Lebens nur schwer werden umkehren können. Für die Vermeidung von Übergewicht gibt es eigentlich nur ein Mittel: weniger oder genau so viel Energie zu sich zu nehmen, wie man verbraucht. Das scheint leichter gesagt als getan, deshalb dreht sich das Diät-Karussell jedes Jahr von Neuem. Hat der Körper nämlich erst mal Übergewicht »angebaut«, findet er viele Wege, diese Energiereserven zu verteidigen, wie wir im dritten Teil des Buches sehen werden.

BERECHNEN SIE IHREN BODY-MASS-INDEX (BMI):

Ihr Körpergewicht in Kilogramm ____
Ihre Körpergröße in Meter ____ zum Quadrat = ____
Ihr Body-Mass-Index = Körpergewicht geteilt durch Körpergröße zum Quadrat = ____

Ihr BMI sollte möglichst über 19 und unter 25 liegen, aber auf keinen Fall über 30.

Die tickende Zeitbombe – Diabetes mellitus Typ 2

In Deutschland sind bereits 7,2 Prozent (also 4,6 Millionen) der erwachsenen Menschen von einem Diabetes Typ 2 betroffen. Bei noch mal 1,3 Millionen Menschen ist davon auszugehen, dass sie in nächster Zeit mit großer Wahrscheinlichkeit einen Diabetes entwickeln werden. Weltweit sind es sogar schon 9 Prozent der Bevölkerung. Wenn es so weitergeht, wird 2030 laut WHO jeder siebte Todesfall auf eine Diabetes-Erkrankung zurückzuführen sein. In Deutschland sieht man besonders einen Anstieg in der Altersgruppe zwischen 70 und 79 Jahren. Aber auch zwischen 60 und 69 Jahren zeichnet sich eine stärkere Zunahme ab als in den jüngeren Altersgruppen. Zwischen dem 18. und 49. Lebensjahr sind zudem häufiger Frauen von einer Diabetes-Erkrankung betroffen, während es zwischen 50 und 59 Jahren eher die Männer sind.

Dass die Häufigkeit der Erkrankung besonders im mittleren und höheren Alter stark zunimmt, liegt statistisch aber auch am demografischen Wandel. Je mehr ältere Menschen in Deutschland leben, desto mehr häuft sich die Anzahl der Erkrankungen in diesen Altersgruppen. Dennoch ist die Häufung ein Anzeichen dafür, dass besonders in jungen Jahren bereits etwas schiefgelaufen ist. Politisch werden vor allem die Kosten der Behandlung diskutiert, die schon bei der letzten Erfassung im Jahr 2009 bei rund 48 Milliarden Euro lagen. Und die Erkrankungszahlen haben seither nicht abgenommen.

KENNEN SIE IHREN BLUTZUCKERWERT?

Sie können ihn ohne Probleme in jeder Apotheke messen lassen. Gehen Sie dazu am besten gleich morgens dorthin, ohne gefrühstückt zu haben.

Ihr Nüchtern-Blutzuckerwert: ____

Der Wert sollte unter 100 Milligramm pro Deziliter liegen.

Die leise Gefahr – Bluthochdruck

Es gibt neben dem Rauchen zwei wichtige Einflüsse, die das Risiko für Herz-Kreislauf-Erkrankungen, also Herzinfarkte und Schlaganfälle, nachweislich erhöhen. Der eine ist der Bluthochdruck, der andere sind erhöhte Blutfettwerte. Die WHO geht davon aus, dass weltweit etwa jeder dritte Erwachsene an Bluthochdruck leidet. Diese Häufigkeit lässt sich laut dem Robert-Koch-Institut auch in Deutschland wiederfinden. Laut der Global Burden of Disease Study, die von der Bill and Melinda Gates Stiftung finanziert wird und die Gesundheitsrisiken in 188 Ländern bewertet, ist Bluthockdruck die größte Gesundheitsgefahr in Deutschland, wenn man die damit verbunde-

nen langfristigen Folgen betrachtet. Die meisten Fälle werden in den Altersgruppen zwischen 60 und 69 sowie 70 und 79 Jahren verzeichnet, egal ob Mann oder Frau. Ein optimaler Blutdruck liegt vor, wenn der obere (systolische) Wert bei maximal 120 liegt und der untere (diastolische) Wert bei maximal 80. Werte zwischen 120 und 139 systolisch und 80 bis 89 diastolisch werden als normal bis hochnormal bezeichnet. Darüber spricht man von Bluthochdruck.
Der demografische Wandel zu einer älteren Gesellschaft wird den Anteil der Menschen mit Bluthochdruck noch mal erhöhen. Aber auch erhöhtes Körpergewicht, Bewegungsmangel, zu viel Kochsalz und natürlich der üble Stress können dazu beitragen. An diesen Stellschrauben lohnt es sich zu drehen, ehe der Blutdruck mit Medikamenten behandelt wird. In jedem Fall ist es aber gut, seinen Blutdruck zu kennen.

IST IHR BLUTDRUCK OKAY?

Auch den Blutdruck können Sie ohne Probleme in der Apotheke Ihres Vertrauens messen lassen. Gehen Sie dazu am besten gleich morgens dorthin.
Ihr systolischer Wert: ____ (sollte unter 130 liegen)
Ihr diastolischer Wert: ____ (sollte unter 90 liegen)

Das Gute und das Böse – Fettstoffwechselstörungen

Bei Fettstoffwechselstörungen ist zumeist ein erhöhter Cholesterinwert gemeint. Dieser wird gemäß den aktuellen Leitlinien als normal bewertet, wenn er nicht höher liegt als 250 Milligramm pro Deziliter Blut. Ein einfacher Bluttest beim Arzt oder in der Apotheke reicht inzwischen aus, um seinen eigenen Wert zu erfahren. Unterschieden wird noch mal nach High-Density-Lipoprotein (HDL), auch bekannt als »gutes Cholesterin«, und Low-Density-Lipoprotein (LDL), ebenfalls bekannt als »schlechtes Cholesterin«.
In Deutschland sind rund zwei Drittel aller Erwachsenen mit einem erhöhten Gesamtcholesterin unterwegs. Auch hier ist zu erwarten, dass diese Zahl im Zuge des demografischen Wandels weiter ansteigt,

da sich wie beim Blutdruck mit dem Alter eine Zunahme an Fettstoffwechselstörungen abzeichnet.

KENNEN SIE IHREN CHOLESTERINSPIEGEL?

Kein Problem, auch diesen Blutwert können Sie inzwischen einfach in der Apotheke messen lassen. Am besten morgens noch vor der Arbeit.

Ihr Cholesterin-Wert: ____ (sollte unterhalb von 250 liegen)

Bewegung als Katalysator

Bewegen wir uns nicht eigentlich ständig, sobald wir von A nach B gehen? Ja, natürlich, diese Art der Bewegung wird als Alltagsbewegung bezeichnet. Sobald es um irgendeine Art von gezielter körperlicher Bewegung geht, spricht man von sportlicher Aktivität. Also eigentlich ganz einfach, oder? Da es sich der Mensch aber rein evolutionsbedingt gerne bequem macht, wenn sich die Gelegenheit bietet, haben die Errungenschaften der modernen Welt dazu beigetragen, dass wir uns im Alltag deutlich weniger bewegen als noch vor Tausenden von Jahren.

Die WHO empfiehlt heute sogar ein Bewegungspensum von mindestens zweieinhalb Stunden pro Woche, damit wir nicht Gefahr laufen, komplett »unbewegt« durchs Leben zu wandeln. Es ist auch möglich, nur die Hälfte der Zeit, also 75 Minuten, diese aber dafür mit intensiver Bewegung zu füllen. Kinder und Jugendliche sollten sogar jeden Tag 60 Minuten mäßig bis anstrengend aktiv sein. Unterm Strich kommt raus: Nachdem wir es uns über Jahrtausende der Evolution und Innovation immer bequemer gemacht haben, müssen wir uns nun extra Gelegenheiten schaffen, um überhaupt noch ausreichend in Bewegung zu sein. Immerhin treiben mehr als drei Viertel der Kinder und Jugendlichen und zwei Drittel der Erwachsenen Sport. Aber eben nicht genug: Laut Robert-Koch-Institut erfüllen am Ende trotzdem gerade mal 40 Prozent der Erwachsenen und ein Viertel der Kinder und Jugendlichen die Bewegungsempfehlungen der WHO.

WIE BEWEGT IST IHR ALLTAG?

Tipp: Kaufen Sie sich einen Schrittzähler und prüfen Sie, wie viel Sie sich tatsächlich bewegen. 10 000 Schritte täglich werden empfohlen, um den Kreislauf richtig in Schwung zu bringen. Wie viele schaffen Sie?

Schätzen Sie:
❍ mehr als 2500 Schritte
❍ mehr als 5000 Schritte
❍ mehr als 10 000 Schritte

Nun messen Sie, wie viele Schritte es wirklich sind:
❍ mehr als 2500 Schritte
❍ mehr als 5000 Schritte
❍ mehr als 10 000 Schritte

Ernährung ist mehr als nur Essen

Über Ernährung lässt sich viel diskutieren, nur eines steht fest: Jeder Mensch muss sich ernähren. Über die Vor- und Nachteile der zahlreichen Ernährungsstile und Diäten erfahren Sie im nächsten Kapitel alle wichtigen Informationen, um sich am Markt der unbegrenzten Möglichkeiten der Diäten und Ernährungsweisen zu orientieren. Vorab gilt es, sich noch mal zwei Prinzipien bewusst zu machen, die für die Ernährung so wichtig sind.

Erstens: Jedes Lebewesen benötigt Energie für die Aufrechterhaltung seines Stoffwechsels, um überhaupt lebensfähig zu sein. Diese Energie gewinnt es in der Regel aus biologischer Masse, seien es Pflanzen oder Tiere (für die Ethno-Food-Fans: Dazu zählen auch die Insekten, ohne sie explizit zu nennen). Die energetischen Hauptbestandteile der Nahrung (Kohlenhydrate, Fette und im Ausnahmefall auch Proteine) werden verdaut, indem sie in jeder Zelle eines jeden Gewebes zu Wasser und Kohlendioxid abgebaut werden. Auf diese Weise entsteht im Körper durch biochemische Prozesse Energie, die dann wiederum bei zahlreichen Körperprozessen verbraucht wird, sei es für

Muskelkraft oder einfach nur zum Denken. Die Energie kann aber auch in Form von Fettpolstern und zu einem kleinen Teil als Glykogen in Muskeln und der Leber gespeichert werden. Nun ist es einfach zu schlussfolgern, dass je mehr überschüssige Energie aufgenommen wird, desto mehr Fettpolster entstehen und desto mehr Übergewicht auf der Waage auftaucht. Und umgekehrt gilt: Je weniger Energie aufgenommen wird im Vergleich zum eigentlichen Bedarf, desto mehr Energiereserven werden verbraucht, desto eher verliert man an Gewicht.

WAS BEDEUTET ENERGIEDICHTE?

Die Energiedichte von Lebensmitteln bezieht sich auf die Angabe der enthaltenden Kilokalorien pro 100 Gramm oder pro Gramm. Je geringer sie ist, desto größere Mengen können verzehrt werden, ohne zu viel Energie aufzunehmen und trotzdem satt zu werden. Weniger als 150 Kilokalorien sind für ein Lebensmittel ideal, weniger als 250 wünschenswert. Neu ist das Prinzip nicht: Schon 1969 löste der damalige Bestseller »Hallo, die Punktdiät ist da« die erste Diätwelle im wohlstandsverwöhnten Deutschland aus. Die Punkte orientierten sich auch an dem Energiegehalt der Lebensmittel und lieferten so Orientierung. Mehr zur Energiedichte und zum Stoffwechsel lesen Sie im dritten Teil des Buches.

Zweitens: Neben der Energie benötigt der Körper noch weitere wichtige Nährstoffe, die er nicht selbst herstellen kann und daher ebenfalls mit der Nahrung zu sich nehmen muss. Diese sind Vitamine, Mineralstoffe und Spurenelemente. Zudem gibt es noch einzelne Aminosäuren als Bausteine von bestimmten Proteinen, die der Körper nicht selbst herstellen kann, sowie essenzielle Fettsäuren. Beides ist in tierischen Lebensmitteln vertreten, meist auch in etwas geringerem Maße in Lebensmitteln pflanzlichen Ursprungs.

Das Ziel dieser Prinzipien ist es, den Körper mit ausreichend, aber nicht zu viel Energie zu versorgen und gleichzeitig die Zufuhr mit essenziellen Nährstoffen sicherzustellen. Verschiedene Ernährungskonzepte wie die Vollwertkost zielen beispielsweise darauf ab, keine

»leeren« Kalorien zu essen, also neben Energie auch immer möglichst viele Nährstoffe aufzunehmen. Andere Konzepte, wie zum Beispiel die Atkins-Diät und davon abgewandelte neuere Diäten wie Low Carb, Paläo und wie sie alle heißen, raten dazu, möglichst wenig Kohlenhydrate aufzunehmen.

Obwohl Vollwerternährung oder andere Ernährungsweisen für sich genommen Sinn machen können, heißt das noch lange nicht, dass sie für jedermann oder -frau gleichermaßen geeignet sind. Der eine verträgt die vergleichsweise hohe Ballaststoffzufuhr der Vollwertkost vielleicht nicht so gut, während die andere eine Ernährungsweise mit hohem Fett- und Proteinanteil weniger gut verträgt.

Kurzgefasst: Nur in wenigen Ausnahmefällen dürfen Sie davon ausgehen, dass etwas, was dem einen guttut und groß beworben wird, auch exakt so auf Sie zutreffen wird. Letztlich müssen Sie selbst herausfinden, was helfen könnte und was definitiv nicht. Das kostet immer Mühe und Zeit, die Sie sich bei manchen Konzepten allerdings von vorneherein sparen können. Welche das sind, erfahren Sie in Kürze.

Wie groß ist der Einfluss der Ernährung auf unser Wohlbefinden?

Die erste, schnelle Antwort ist einfach: Sehr groß! Nahezu alle großen und soliden Studien der letzten Jahrzehnte kommen zu dem Ergebnis, dass über die Hälfte der Krebserkrankungen durch die Ernährungsweise beeinflussbar ist. Für Herz-Kreislauf-Erkrankungen ist die Ernährungsweise sogar einer der wesentlichen Risiko- und somit gleichzeitig Einflussfaktoren, denn viele Veränderungen im Körper beginnen erst, wenn die Ernährung und der Stoffwechsel aus der Balance geraten. Störungen des Fettstoffwechsels, Übergewicht, Diabetes und Bluthochdruck sind die bekannten Risikofaktoren. Gepaart mit Bewegungsmangel, steigt das Risiko zusätzlich noch mal an. Rauchen sollte man natürlich auch nicht.

Die zweite, etwas langsamere Antwort muss allerdings ehrlicherweise lauten: Nichts Genaues weiß man nicht. Soll heißen, die Vorteile der Vermeidung von Übergewicht liegen auf der Hand. Auch die Vorteile der Vermeidung des Diabetes und anderer Stoffwechselerkrankungen. Aber was genau in den Zellen des Körpers passiert, welche

Mechanismen dahinterstecken und ob das bei jedem Menschen gleich abläuft, kann die Forschung derzeit noch nicht mit absoluter Sicherheit beantworten. Gerade deshalb sind viele Schlagzeilen, die eine Revolution der Wissenschaft andeuten, nicht immer ganz richtig. Eine gesunde Gelassenheit ist in diesen Fällen ratsam.

BEDARF UND ZUFUHREMPFEHLUNGEN VON VITAMINEN & CO.

Der Bedarf an Nährstoffen ist von Mensch zu Mensch verschieden. Wir sind da alle sehr individuell. Man müsste also sehr viele Menschen untersuchen, um eine allgemeine Empfehlung aussprechen zu können. Am besten alle Menschen auf Erden, aber das geht natürlich nicht. Daher werden alle möglichen Erkenntnisse aus Behandlungen von Mangelzuständen zusammengefasst und ein Durchschnittsbedarf errechnet. Auf den durchschnittlichen Bedarf wird dann noch etwas draufgeschlagen, sodass statistisch über 99 Prozent der Bevölkerung mit ihrem individuellen Bedarf berücksichtigt werden.
Was bedeutet das im Endeffekt? Auch wenn man die Zufuhrempfehlung nicht zu 100 Prozent erfüllt, entsteht nicht zwangsläufig ein Mangel, erst recht nicht in Deutschland, denn Lebensmittel stehen bei uns ausreichend zur Verfügung, man muss sie »nur« ausgewogen kombinieren.
Wie das Robert-Koch-Institut in seinem Gesundheitsbericht 2015 schreibt, gibt es aber durchaus Fälle, in denen eine zusätzliche Zufuhr empfohlen wird: Z.B. sollten Frauen bei Kinderwunsch vorsorglich Folsäure (Vitamin B9) einnehmen. Daneben sind noch Jod (ausgelaugte Böden), Vitamin D (zu wenig Aktivität an der frischen Luft) und Vitamin E (zu wenig pflanzliche Fette) zu nennen, bei denen die Versorgung bei Kindern, Jugendlichen und Erwachsenen noch nicht optimal ist. Für Frauen und Mädchen kommt noch Eisen hinzu. Paradox ist allerdings: Laut einer Erhebung der Universität Hannover aus dem Jahr 2015 waren die am häufigsten eingenommenen Nahrungsergänzungsmittel ausgerechnet Vitamin C und Magnesium. Gutem Marketing und dem Aufrechterhalten von Ernährungsmythen sei Dank.

Gesundes und ungesundes Essen

Diskussionen ums Essen drehen sich häufig auch um die Frage, was denn nun gesund oder ungesund ist. Dabei müssen zwei Dinge unterschieden werden: Eigenschaften von Lebensmitteln, die langfristig eine Erkrankung verursachen oder eine bestehende Erkrankung verschlimmern, und Eigenschaften von Lebensmitteln, die kurzfristig eine Erkrankung auslösen oder auf das allgemeine Wohlbefinden schlagen.

Für den ersten Fall gilt Folgendes: Überernährung, sprich zu viel Essen, kann langfristig zu bekannten Folgen wie Übergewicht oder Diabetes führen. Dem Körper ist es grob gesagt allerdings relativ egal, ob die Kalorien aus einer Karotte oder aus einem Schokoriegel stammen. Alles, was man zu viel isst, kann dick machen. Allerdings könnten Sie deutlich mehr Karotten essen, bis Sie Ihren Energiebedarf gedeckt haben, als Schokoriegel. Satt werden würden Sie dabei auch, weil Ihr Magen durch die Menge an Karotten gedehnt wird und Sättigungssignale aussendet. Zudem liefern Karotten mehr Nährstoffe als Schokoriegel, allerdings nicht alle im ausreichenden Maß. Sich nur von Karotten zu ernähren, würde ebenso zu Mangelerscheinungen führen wie der ausschließliche Verzehr von Schokoriegeln. Somit ist langfristig weder das eine noch das andere Extrem gesund. Es müssen viele Lebensmittel auf den Speiseplan … auch ab und an ein Schokoriegel. Die Darstellung in Form einer Ernährungspyramide zeigt dies anschaulich. Nur die Spitze besteht aus Snacks und Süßigkeiten, direkt darunter kommen Fette und Öle. Die Basis bilden kalorienfreie Getränke. Dazwischen befinden sich viel Gemüse, Obst und in Maßen Brot, Fleisch, Fisch, Milch und Milchprodukte. Eine aktuelle und sehr empfehlenswerte Darstellung ist beispielsweise die Ernährungspyramide des aid.

Weniger gut sind Schadstoffe, die in Lebensmitteln vorkommen können. Sie lassen sich leider nicht zu hundert Prozent ausschließen, egal ob man ökologisch oder konventionell erzeugte Lebensmittel isst. Aus einem einfachen Grund: Im Zuge der Industrialisierung sind zahlreiche Chemikalien in unserer Umwelt allgegenwärtig geworden. Sie sind persistent, wie man so schön sagt.

Die Rückstände in Lebensmitteln, die wir am Ende verarbeitet oder unverarbeitet tatsächlich mitessen, werden durch die staatliche Lebensmittelüberwachung kontrolliert, sodass zumindest die Belastung über die Ernährung so gering wie möglich gehalten wird. Über die Atemluft und Hautkontakt bestehen weitere Eintrittspforten, die sich schwierig kontrollieren lassen. Gleiches gilt natürlich auch für Gifte von Schimmelpilzen oder Bakterien, die sich auf Lebensmitteln befinden können und gesundheitsschädlich sind. Dass das System der Lebensmittelüberwachung aber gut funktioniert, zeigt sich in der zunehmenden Lebenserwartung, die sich in Deutschland seit Beginn der staatlichen Lebensmittelüberwachung im Jahre 1871 bis heute mehr als verdoppelt hat. Durch Listerien- oder Salmonellenvorfälle sollten wir uns also nicht immer wieder einreden lassen, dass die Lebensmittelqualität schlechter nicht sein könnte.

Ökologisch erzeugte Lebensmittel bieten allerdings den Vorteil, dass sie ohne den Einsatz von vielen Agrarchemikalien erzeugt werden, die in der konventionellen Landwirtschaft erlaubt sind. Selbst wenn Bio-Lebensmittel mit den allgegenwärtigen Rückstandschemikalien belastet sind, sorgt man mit dem bevorzugten Konsum dieser Lebensmittel langfristig dafür, dass sich immer weniger Chemikalien in der Umwelt anreichern.

Für den zweiten Fall, also die Eigenschaften von Lebensmitteln, die sich kurzfristig negativ auf die Gesundheit auswirken können, gilt Folgendes: Nach jeder Mahlzeit und nach jedem Snack lassen sich direkte Einflüsse auf den Blutzuckerspiegel und die Blutfettwerte feststellen. So weit ist das ein völlig normaler Vorgang. Doch bei manchen Menschen können gerade diese kurzfristigen Schwankungen des Blutzuckerspiegels, und damit verbunden auch des Insulinspiegels, durchaus die Gesundheit beeinflussen. Diese Schwankungen können je nach Lebensmittel bei jedem Menschen sehr individuell sein. Wie individuell, das berichteten israelische Wissenschaftler 2015 im renommierten Fachmagazin *Cell*.

Bei insgesamt 800 Teilnehmern wurde eine Woche lang alle fünf Minuten der Blutzucker gemessen und gleichzeitig der gesamte Tagesablauf inklusive Mahlzeiten protokolliert, wobei Frühstück und einige

Abendmahlzeiten standardisiert waren. So ließ sich ein guter Vergleich anstellen, wie sich die Art des Essens kurzfristig auf den Blutzuckerspiegel bei jedem Studienteilnehmer auswirkte. Bei manchen Teilnehmern führte Sushi zu einem starken Anstieg der Werte, während Speiseeis kaum einen Effekt zeigte. Bei anderen war das Gegenteil der Fall. Letzteres ist zwar zu erwarten, weil Speiseeis in der Regel Haushaltszucker enthält, der den Blutzuckerspiegel schneller steigen lässt, trifft aber in der Realität offenbar nicht immer und auf jeden von uns zu.

DER BÖSE ZUCKER?

Gerade zum Thema Zucker lässt sich alle Jahre wieder eine interessante Diskussion verfolgen. Die einen sagen, Zucker ist Gift. Dazu zählen NGOs, renommierte Wissenschaftler und selbst ernannte Experten, die im wahren Leben Schauspieler, Fernsehmoderatoren oder sogar beides sind und deshalb in Talkshows eingeladen werden. Seit 2015 unterstützt auch die WHO einen geringeren Zuckerverzehr, indem sie nur noch etwa 6 Teelöffel pro Tag empfiehlt, das sind etwa 25 Gramm, und somit die Zufuhrempfehlung halbierte. In Deutschland liegt der tatsächliche tägliche Konsum bei etwa 20 Teelöffeln. Großbritannien will 2018 sogar eine Zuckersteuer für Hersteller besonders zuckerhaltiger Softdrinks einführen.

Auf der anderen Seite stehen die Vertreter der Lebensmittelwirtschaft, die immer wieder betonen, dass es nicht der Zucker an sich sei, der krank macht, sondern letztlich nur zu viel davon, was auch irgendwie stimmt. Unseriös wird es erst, wenn die Aussagekraft ernährungswissenschaftlicher Studien generell angezweifelt wird und großspurige Behauptungen in den Raum gestellt werden, es gebe »keine einzige Studie, die beweisen könnte, dass Zucker einen Diabetes verursacht«. Das macht Schlagzeilen, ist aber pure Dialektik.

All das führt nur zu unnötiger Verwirrung bei den Menschen, die nicht die Zeit oder das Interesse haben, sich ausführlich mit jedem Detail der Ernährungsforschung zu beschäftigen. Das Resultat ist dann häufig die Frage: Was kann ich überhaupt noch essen? Dass Sie dieses Buch lesen, ist der erste Schritt hin zu einer Antwort.

Noch auf ein Wort zu Nahrungsmittelunverträglichkeiten

Einen wichtigen Einfluss auf die Ernährungsweise hatten in den vergangenen Jahren Trends, die sich an Unverträglichkeiten einzelner Nahrungsmittelinhaltsstoffe orientierten. Die bekanntesten sind sicher die gegen Milch- oder Weizeneiweiß und die entsprechenden laktose- und glutenfreien Produkte im Supermarkt. Letzteres diente sogar zu einer Bestseller-Polemik gegen jegliche Form von Weizenprodukten. Gegen die Milch und etwaige gesundheitsschädliche Wirkungen wurden in den letzten Jahren mehrere Bücher und unzählige Pressebeiträge veröffentlicht – nicht selten auch von Tierschutzorganisationen oder veganen Gruppierungen, die mit dem Thema Gesundheit leichter Zugang zum Endkunden finden als über das Thema Tierrechte und Nachhaltigkeit.

Laut dem Robert-Koch-Institut und dessen letzter Studie zur Gesundheit von Erwachsenen in Deutschland (DEGS1) aus dem Jahr 2013 liegt die Häufigkeit von Lebensmittelallergien über ein gesamtes Menschenleben betrachtet bei 4,7 Prozent. Auch wenn uns Marketingkampagnen weismachen möchten, dass die Häufigkeit von Allergien extrem angestiegen ist, sollten Sie sich davon nicht irritieren lassen: Der genannte Wert ist seit über zehn Jahren unverändert, was findige Geschäftemacher nicht davon abhält, inzwischen sogar Allergie- und Unverträglichkeitstests für daheim anzubieten. Sollten Sie wirklich einen Verdacht haben, suchen Sie in jedem Fall einen Arzt auf oder gehen Sie zu einem auf Nahrungsmittelunverträglichkeiten spezialisierten Ernährungsberater. Damit ist Ihnen besser geholfen.

Bei den Nahrungsmittelunverträglichkeiten spielt auch Laktose eine Hauptrolle. Richtig ist, dass vielen Menschen im Laufe ihres Lebens die Fähigkeit abhandenkommt, den Milchzucker vollständig zu verwerten. In Nordeuropa und Deutschland liegt der Anteil von Menschen mit einer Laktoseintoleranz bei etwa 15 Prozent. Bei der Hälfte der Betroffenen ist die Menge an Milchzucker, die sie regelmäßig aufnehmen, jedoch gar kein Problem. Nur bei der anderen Hälfte ist die Aktivität des Enzyms tatsächlich so weit verloren gegangen, dass es zu unangenehmen Begleiterscheinungen kommt. Die Wahrscheinlichkeit, dass Sie dazugehören, sollten Sie lieber mit einem einfachen

Atemtest beim Arzt abklären, als wegen eines unbewiesenen Verdachts auf den Genuss von Milch und Milchprodukten zu verzichten. Um das Schreckgespenst der Nahrungsmittelunverträglichkeiten abzuschließen, fehlt nur noch Gluten. Die klassische und lang bekannte Glutenunverträglichkeit Zöliakie (Häufigkeit: etwa 3 bis 5 von 1000 Menschen) ist trotz einer immunologischen Reaktion des Körpers nicht den Allergien zuzuordnen. Wenn nicht konsequent auf Weizenprodukte verzichtet wird, ist eine dauerhafte Schädigung der Darmschleimhaut und eine verminderte Nährstoffaufnahme allerdings die Folge. Da dieses Protein, zwar in leicht veränderter Form, auch in Roggen, Hafer oder Dinkel vorkommt, ist die einzige Alternative, all diese Getreidearten und daraus verarbeitete Produkte vollständig zu meiden.

Eine Weizenproteinallergie (Häufigkeit: etwa 1 von 1000 Menschen) unterscheidet sich sowohl in der körperlichen Reaktion (typische Allergiesymptome wie Atemnot, Hautrötungen und Schleimhautschwellungen) als auch im Auslöser von der Reaktion einer Glutenunverträglichkeit. Auch eine Weizenproteinallergie bedeutet einen vollständigen Verzicht auf Weizen und Weizenprodukte. Neuere Forschungserkenntnisse sehen zudem eine Weizensensitivität als Auslöser diffuser Symptome wie Durchfall, Blähungen und Bauchschmerzen in Kombination mit Müdigkeit und Leistungsabfall, was eine Ähnlichkeit zur Symptomatik einer Zöliakie aufweist, jedoch ohne die dramatischen Veränderungen der Darmzotten, die zur Verschlechterung der Nährstoffaufnahme führt.

Unterm Strich heißt das: Sie sollten Ihre Ernährungsgewohnheiten keinesfalls einschränken, nur weil ein Trend gerade »frei von …« heißt und Lady Gaga erzählt, dass sie sich damit plötzlich so vital fühlt wie noch nie. Immerhin hat sie nur aufgrund der eigenen Selbsterfahrung ihr gesamtes Team dazu verdonnert, nun glutenfrei zu leben.

Diäten

Diäten gibt es zuhauf. Hier finden Sie eine Auswahl der bekanntesten Varianten. In der Bewertung wird grob unterschieden, ob ein *kurzfristiger Gewichtsverlust* möglich ist – also in einem Zeitraum von zwei Wochen bis hin zu zwei Monaten pro Woche 0,5 Kilogramm oder mehr purzeln. Ein *langfristiger Gewichtsverlust* hingegen beschreibt einen Zeitraum von mehr als zwei Monaten bis hin zu einem halben Jahr oder sogar noch länger. *Langfristig sinnvoll bzw. nützlich* ist eine Diät dann, wenn das erreichte Körpergewicht möglichst lange, gerne über Jahre, gehalten werden kann, Bewegung in das Programm integriert ist, das Ernährungswissen zunimmt und nicht per se der Einsatz von Nahrungsergänzungen oder anderen Produkten erforderlich ist.

Nichts essen ist auch keine Lösung

Ob es ums Fasten geht oder um Diät-Drinks wie Yokebe, Almased oder Slimfast, letztlich geht es immer darum, entweder gar nichts mehr zu essen, fast nichts mehr zu essen oder Mahlzeiten gegen Shakes auszutauschen. Langfristig lässt sich so nur in ganz wenigen Ausnahmefällen ein Erfolg erzielen, nämlich dann, wenn eine persönliche Betreuung in der Stabilisierungsphase vorhanden ist.

5:2-Diät

Fünf plus zwei macht sieben – also eine Woche. Bei dieser Art des Intervallfastens wird an fünf Tagen nach Lust und Laune gegessen und an zwei Tagen nur eine begrenzte Menge an Kalorien aufgenommen. Diese Diät war als Alternative zum strengen Kalorienzählprogramm konventioneller Diäten gedacht, um den Verlockungen der gewohnten Lebensmittel ein bisschen besser widerstehen zu können. An den beiden Fastentagen dürfen Frauen nicht mehr als 500 Kilokalorien und Männer nicht mehr als 600 Kilokalorien aufnehmen. Wann und wie viel an diesen Tagen vom erlaubten Kalorienkontingent gegessen wird, ist nicht festgelegt. Dazu werden 250 Gramm proteinreiche Lebensmittel in unterschiedlicher Form empfohlen, wenig Fett und üppig Gemüse zum Sattessen. Kohlenhydrate sind zu vermeiden. Ansonsten heißt es wieder: viel trinken! Kalorienfrei natürlich. Wenn man zwei Fastentage hinter sich hat, kann schon mal der Heißhunger kommen, was natürlich auch eine Frage der persönlichen Disziplin ist. Da man eigentlich nur wenig an seinem Ernährungsverhalten ändern muss, ist ein Lerneffekt kaum vorhanden. Mit zwei Tagen Kalorienbeschränkung kann man sich natürlich leichter anfreunden als mit einer tagelangen Hungerkur. Dieses Konzept lässt sich gut in den Alltag integrieren, und über einen längeren Zeitraum kann durch die wöchentlich eingesparten Kalorien tatsächlich Gewicht reduziert werden. Diese Diät ist für eine langfristige Ernährungsumstellung wenig geeignet. Für eine kurz- bis längerfristige Gewichtsreduktion lässt sich das Konzept aber praktikabel umsetzen. Im Vergleich zu anderen Reduktionsdiäten besteht durch die Beschränkung auf zwei Tage nicht die Gefahr, den Organismus durch einen andauernden Hungerzustand zu schwächen und damit womöglich ernsthafte Folgen zu riskieren.

Detox-Ernährung

Detox leitet sich von dem englischen Wort für giftig ab: *toxic*. Ein vorgeschaltetes *de-* soll verdeutlichen, dass auf irgendeine Art und Weise entgiftet wird. Eigentlich werden bei dieser Art der Ernährung die klassischen Prinzipien des Heilfastens angewendet. Einflüsse der Säure-Basen-Ernährung oder der Rohkost sind ebenfalls erkennbar. Letztlich soll der Körper mit viel Flüssigkeit und leichter, vor allem pflanzlich basierter Kost entgiftet werden. Bewegung in aller Form, von Detox-Yoga bis Detox-Work-out, ist häufig Teil der Empfehlungen – und des Marketings. Die gesamte Detox-Logik hat keine wissenschaftliche Grundlage, die daraus eine Ernährungsweise ableiten ließe. Der menschliche Körper verfügt über enzymatische Entgiftungssysteme, die es ihm ermöglichen, potenziell giftige Substanzen über den Urin oder die Gallensäure auszuscheiden, indem sie chemisch verändert werden und sich in Wasser lösen. Deshalb ist Trinken immer eine gute Idee, um diesen Entgiftungsmechanismus am

Laufen zu halten. Beim Thema Gift ist bekanntlich die Dosis ein entscheidender Faktor. Wir nehmen täglich viele potenziell giftige Substanzen zu uns, aber in Mengen, mit denen unser Körper zurechtkommt. Bei einer Überdosis oder einer Vergiftung mit einer Substanz, für die noch kein körpereigener Entgiftungsmechanismus existiert, hilft dann auch kein »Detox-Smoothie« mehr. Da der Anteil pflanzlicher Lebensmittel in der Regel hoch ist und Bewegung gefordert wird, lässt sich kurzfristig Gewicht reduzieren. Ein reiner Marketing-Trend, der Sie höchstens eine Stange Geld kostet, was nicht heißt, dass so ein Detox-Smoothie nicht durchaus gut schmecken kann. Langfristig ist das Konzept zu einseitig.

Formula-Diät: Optifast 52

Für stark übergewichtige Menschen wird dieses Programm im Rahmen einer ambulanten Gruppentherapie angeboten und in Krankenhäusern durchgeführt. Es nimmt ein Jahr in Anspruch, wurde aber inzwischen auch für eine kürzere »Home-Version« angepasst. Ein Team von Ärzten, Ernährungsfachkräften, Psychologen sowie Physiotherapeuten begleitet das Abnehmprogramm. Somit ist eine umfassende medizinische Beurteilung der Teilnehmer zu Beginn möglich. Dann folgt eine zwölfwöchige Fastenphase mit maximal 800 Kilokalorien pro Tag, die durch Formula-Produkte ermöglicht wird. In weiteren acht Wochen werden die Formula-Mahlzeiten schrittweise durch normale Mahlzeiten ersetzt. Die Teilnehmer werden durch Fachpersonal angeleitet, die Ernährung dauerhaft umzustellen. Außerdem beginnt ein Bewegungsprogramm. In der Stabilisierungsphase, den letzten 31 Wochen, werden die Teilnehmer verhaltenstherapeutisch unterstützt, um im Alltag die neu erlernte Ernährungsweise konsequent befolgen zu können. Bewegung wird weiter gefördert. Die Diät kostet im Schnitt 3000 Euro und ist damit sicher eine der teuersten. Manche Krankenkassen übernehmen die Kosten, es lohnt sich nachzufragen. Das Konzept ermöglicht eine Gewichtsreduktion und dauerhafte Ernährungsumstellung, nicht zuletzt, weil eine Begleitung durch Fachleute garantiert ist. Über die Hälfte der Teilnehmer kann den erreichten Gewichtsverlust von mindestens 5 Prozent auch noch drei Jahre nach der Therapie halten, was eine gute Quote darstellt. Besonders für stark übergewichtige Menschen ist dieses Programm zu empfehlen, um unter fachlicher Anleitung Gewicht zu reduzieren.

Formula-Diät: 3D-Diät (Lagerfeld-Diät)

Diese Diät ist vor allem durch seinen Hauptvermarkter Karl Lagerfeld bekannt geworden. Pro Tag werden nicht mehr als 800 Kilokalorien empfohlen, was durch die Einnahme von Proteinpulvershakes und anfänglich viel Gemüse erreicht werden soll. Später kommt Obst hinzu, dann Geflügelfleisch, Eier, Fisch und Krustentiere. Es werden jedoch zusätzlich Vitamin- und Mineralstoffpräparate empfohlen. Interessanterweise wird Sport ausdrücklich nicht angeraten. Die starke Energierestriktion begünstigt zwar eine Gewichtsreduktion, doch auf schnelle Erfolge folgt fast immer der Jo-Jo-Effekt. Auch die Empfehlung von Nahrungsergänzungsmitteln ist kritisch zu sehen, weil eine Diät oder Ernährungsweise gar nicht erst zu einem Nährstoffmangel führen sollte. Ein Sportverbot macht ebenfalls keinen Sinn. Einen Lerneffekt erzielt man auf dieser Basis kaum. Sicher kann man auf diese Art und Weise ein paar Pfund abnehmen, aber ansonsten sind keine Vorteile zu sehen. Für eine Crash-Diät mag dieses Konzept geeignet sein, für eine dauerhafte Ernährungsumstellung oder einen langfristigen Lern- und Abnehmerfolg jedoch nicht.

Formula-Diät: BCM

Wie bei jeder Formula-Diät kommt man auch hier nicht um ein Pülverchen herum. Dieses nimmt man anfänglich fünfmal über den Tag verteilt an zwei aufeinanderfolgenden Tagen. Dann wird auf eine kalorienbilanzierte Mischkost umgestellt. Außerdem wird begleitend die Körperzusammensetzung gemessen (Body Cell Mass, BCM), um darauf basierend die Erfolge zu messen. Die Vorgabe der Anzahl der Mahlzeiten kann zu Heißhungerattacken zwischendurch führen. Wie man sich ausgewogen und bewusst ernährt, lernt man mit BCM eher nicht. Am Anfang werden durch die Pulvernahrung nur etwa 900 Kilokalorien aufgenommen, was den Stoffwechsel dazu animiert, die

Reserven anzuzapfen. Eine ausgewogene Mischkost soll diesen Weg dann weiter fortführen. Zumindest wird nach zwei Tagen der Grundstein für eine nähere Auseinandersetzung mit der eigenen Ernährungsweise gelegt. Ein Gruppenprogramm ist ebenfalls möglich. Wie bei allen Formula-Diäten gilt: Sie ist geeignet, um gezielt und unter Zeitdruck abzunehmen. Zur dauerhaften Ernährungsumstellung mit Gewichtsreduktion taugt sie nicht unbedingt.

Formula-Diät: Dr. Markert

Für zwei Wochen besteht diese Diät zunächst nur aus drei Eiweißdrinks pro Tag. Anschließend wird einen Monat lang ein Eiweißdrink durch eine Mahlzeit ersetzt. Danach sind ein Drink und zwei feste Mahlzeiten täglich für weitere sechs Wochen vorgesehen. So kommt man auf insgesamt drei Monate, in denen die Mahlzeiten nach und nach aus Vollkornprodukten, Obst, Gemüse und fettarmen Milchprodukten sowie Fisch und Fleisch bestehen sollen. Vor allem durch die Proteindrinks und ebenso proteinreiche Lebensmittel postuliert diese Diät eine höhere Fettverbrennung, die durch einen geringeren Insulinspiegel und eine höhere Schilddrüsenhormonaktivität bedingt sein soll. Ergänzt werden kann die Diät durch Pillen, die angeblich die Darmflora stärken. Wie alle Formula-Diäten eignet sich diese Diät nicht zur Daueranwendung, zumal für den vorgeschlagenen Zeitraum knapp 500 Euro an Kosten anfallen. Dies ist insofern interessant, da die vorgeschlagene Proteinzufuhr pro Drink (etwa 65 Gramm) auch mit einer gezielten Lebensmittelauswahl von mageren Milch- und Milchprodukten sowie Hülsenfrüchten möglich ist. Durch die schrittweise Umstellung von Drinks auf Mahlzeiten wird die Koch- und Ernährungskompetenz im Vergleich zu einseitigen Diäten gefördert. Die stufenweise Anpassung an »normale« Nahrung wirkt dem Jo-Jo-Effekt erwiesenermaßen entgegen. Gerade bei starkem Übergewicht können mit dieser Diät rasch erste Erfolge erzielt werden. Auch hier gilt: Zum gezielten Abnehmen unter Zeitdruck ist diese Diät geeignet, aber nicht zur dauerhaften Ernährungsumstellung mit Gewichtsreduktion. Dazu fehlt die persönliche Betreuung nach der Diätphase.

Formula-Diät: Strunz-Diät
Das erste Mal ist mir Dr. Strunz in den Neunzigerjahren begegnet, mit gebleachten Zähnen und frisch von der Sonnenbank. Auf einem Plakat. Dass sich das Konzept so lange halten konnte, liegt sicherlich auch an den nicht unwesentlichen Einnahmen aus den empfohlenen Eiweißshakes und Vitaminpräparaten, die zur Strunz-Produktpalette gehören – und viel Marketing. Zu Beginn soll man erst mal Eiweißshakes zu sich nehmen, also wie bei einer klassischen Formula-Diät, wie sie von anderen Herstellern angeboten werden. Rohes Obst und Gemüse sind allerdings gleich am Anfang erlaubt. Dann wird schrittweise auf eine mediterrane Kost (siehe Mittelmeer-Diät) umgestellt. Immer weniger Mahlzeiten werden in der Folge durch Eiweißshakes ersetzt. Sport und Bewegung sind fester Bestandteil dieser Diät. Formula-Diäten sind immer mit Kosten verbunden, mal mehr, mal weniger. Mit der mediterranen Kost lässt sich ein pflanzlich basierter Speiseplan entwickeln. Viel Gemüse und Obst bedeuten letztlich weniger energiedichte Nahrung und können somit eine Gewichtsreduktion fördern. Die Einbindung von Sport und Bewegung in dieser Diät ist ebenfalls zu begrüßen. Da man die Mahlzeiten selbst zubereiten muss, ist ein Lerneffekt zu erwarten. Zum Abnehmen ist diese Diät sicher geeignet. Mit den Eiweißshakes erreicht man zu Beginn eine Kalorienreduktion. Diese ließe sich allerdings auch mit einer bilanzierten Kalorienaufnahme im Rahmen einer Ernährungsberatung erzielen.

SIND FORMULA-DIÄTEN GENERELL EMPFEHLENSWERT?

Die Zeitschrift *ÖKO-TEST* (2/2016) hat dazu einen schönen Bericht veröffentlicht, in dem insgesamt 16 Formula-Diäten von A wie Almased bis Y wie Yokebe unter die Lupe genommen wurden. Bis auf ein »ausreichend« und drei »mangelhaft« wurden alle übrigen Produkte mit ungenügend bewertet. Warum?
In einigen Fällen wurde die Notwendigkeit einer ärztlichen Begleitung nicht ausreichend betont, oder es fehlte der Hinweis, dass neben der Nutzung des Produktes eine dauerhafte Ernährungsumstellung notwendig ist, um langfristige Erfolge zu erzielen. Zudem

fehlte bei manchen Produkten der klare Hinweis auf eine zeitlich vorgegebene Begrenzung oder die Empfehlung zur Steigerung der körperlichen Aktivität. Sämtliche Produkte enthielten unnötige oder umstrittene Inhaltsstoffe und warben mit Werbeaussagen oder Begleitprospekten, die unzulässig sind.
Sechs Monate später vermeldete *ÖKO-TEST* (8/2016), dass zumindest Almased die zu den Dosierungsempfehlungen gehörenden Nährstoffangaben nachvollziehbarer gestaltet habe. Der Rest blieb beim Alten ...

Formula-Diät: Treffpunkt Wunschgewicht
Dieses Konzept liefert sämtliche Mahlzeiten in Form von Müsli, Suppen, Cremespeisen, Milchshakes, verschiedenen Riegeln, Sandwiches und Diätgetränken. Auf diese Weise sollen nicht mehr als 900 bis 1000 Kilokalorien pro Tag aufgenommen werden, bis das »Wunschgewicht« erreicht ist. Danach geht man auf eine vollwertige Ernährungsweise mit hohem Anteil an Gemüse und Obst über. Für fünf Wochen werden dabei nach und nach die Diätmahlzeiten durch richtige und vor allem selbst zubereitete Mahlzeiten ersetzt. Anschließend werden die Teilnehmer über zwölf Wochen weiterhin beraten, um das erreichte Wunschgewicht möglichst zu halten, indem Hilfestellung bei der Planung von Mahlzeiten und anderen Fragen geleistet wird. In der gesamten Zeit kann man an Gruppensitzungen teilnehmen. ⬇ Auch wenn Formula-Diäten einfach anzuwenden sind, muss es trotzdem schmecken, damit wenigstens ein bisschen Lebensfreude aufkommt. Dass bereits fertige Produkte nicht die eigene Ernährungskompetenz steigern, ist ohne Frage, daher ist die Abnehmphase ohne Lerneffekt zu sehen. Die Kosten für die Fertigmahlzeiten schlagen ebenfalls zu Buche. ⬆ Die Abnehmphase ist einfach durchzuführen, und die Betreuung währenddessen und danach ist ebenfalls positiv. In der zweiten und dritten Phase kann man sein Wissen für die eigene Ernährungskompetenz bereichern. Die Möglichkeit, an einer Gruppe teilzunehmen, kann die Motivation zusätzlich steigern und die Abbruchquote senken. ❗ Wer unkompliziert in eine Diät

einsteigen will, für den ist diese Diät geeignet. Wer längerfristig und bei Bedarf ohne Shakes & Co. abnehmen möchte, sollte nicht auf Formula-Diäten setzen.

Mayr-Kur

Diese Diät ist des Bäckers Liebling. Warum? Weil hier vor allem alte Semmeln verspeist werden. Damit diese nicht ganz so trocken sind, soll man dazu viel Milch, Kräutertee oder stilles Wasser trinken. Gründliches Kauen ist die Voraussetzung dafür, die Pampe runterschlucken zu können. Die Mayr-Kur wird so lange durchgeführt, bis das Abnehmziel erreicht ist. Die Kur wird unter ärztlicher Aufsicht empfohlen. Die Mayr-Kur ist sehr einseitig. Die Gefahr eines Nährstoffmangels ist daher gegeben. Auch braucht es wohl einiges an Durchhaltevermögen, um zum Ziel zu kommen. Einen Lerneffekt kann man so nur schwerlich erzielen. Das Prinzip ist einfach, und unter ärztlicher Aufsicht kann man mit dieser Methode sicher ein paar Pfund abnehmen. Für eine sinnvolle und langfristige Ernährungsumstellung taugt die Mayr-Kur nicht, daher keine Empfehlung.

Modifiziertes Fasten

Bei dieser Art des Fastens werden pro Tag bis zu drei Liter Flüssigkeit aufgenommen, dazu 100 Gramm Protein. Dieses kann als Konzentrat zu sich genommen werden oder in Form von Milch und fettarmen Milchprodukten, wie zum Beispiel Quark oder Joghurt. Sehr eintönige Ernährungsweise, selbst wenn im Gegensatz zum Saftfasten auch feste Nahrung erlaubt ist. Allerdings ist hier der Lerneffekt gleich null. Diese Art des Fastens ist nur zu empfehlen, wenn man sich über seinen Gesundheitszustand bewusst ist, denn die Kalorienreduktion ist doch sehr radikal. Eine Begleitung durch einen kompetenten Ernährungsmediziner sollte Pflicht sein! Wenn man es schafft, über mindestens vier Wochen in dieser Form zu fasten, ist ein starker Gewichtsverlust von bis zu zwölf Kilogramm zu erreichen, da die Zufuhr an Energie unterhalb von 500 Kilokalorien liegt. Durch das beim Fasten vorgesehene Protein wird dem Abbau von körpereigenem Protein vorgebeugt, sodass in der Regel effektiv der Körperfettanteil reduziert wird. Besser als Saftfasten, schlechter als eine kalorienreduzierte Mischkost zum Abnehmen. Für ein paar Tage kann es das Richtige sein, mehr aber auch nicht.

Nulldiät

Im Prinzip ganz einfach. Es wird nichts gegessen, nur getrunken. Letzteres dann umso mehr, da die in der festen Nahrung enthaltene Flüssigkeit wegfällt. Die Nulldiät soll über mehrere Tage durchgehalten werden. Das Konzept stellt schnelle Abnehmerfolge in den Vordergrund, ohne sich um komplexe Ernährungspläne kümmern zu müssen. Diese Diät lässt sich natürlich nicht über einen längeren Zeitraum durchführen, und das verlorene Gewicht hat man schnell wieder auf den Rippen. Da man sich nicht mit seiner Ernährungsweise auseinandersetzen muss, ist auch der Langzeitlerneffekt gleich null. Zudem kann es für Personen mit unbekannten Vorerkrankungen oder anfälligem Kreislaufsystem durch den provozierten Hungerzustand zu ernsthaften gesundheitlichen Folgen kommen. Das Gewicht sinkt tatsächlich in den meisten Fällen rasch, da der Hungerstoffwechsel aktiviert wird. Großen Anteil an der Gewichtsabnahme hat am Anfang der Wasserverlust. Bloß nicht!

One-Day-Diät

Statt wie bei der 5:2-Diät an zwei Tagen die Woche die Kalorien zu reduzieren, wird hier an einem Tag auf Schmalhans Küchenmeister umgestellt, also quasi eine 6:1-Diät. Das ist denkbar einfach, allerdings macht es die Aussicht auf dauerhaften Erfolg noch weniger wahrscheinlich als bei der 5:2-Diät. Machen Sie besser eine 7:0-»Diät«, indem Sie jeden Tag bewusst essen!

Saftfasten für Gesunde

Beim Saftfasten wird die Nahrung komplett auf flüssige Bestandteile umgestellt. In der Regel geht eine Rohkostphase zur Vorbereitung voraus. Die »Flüssignahrung« besteht dann aus Wasser, Kräutertees sowie Obst- und Gemüsesäften. Bis zu eine Woche lang werden täglich bis zu drei Liter Flüssigkeit zugeführt. Die Theorie des »Entschlackens« wird für diese Methode häufig als Wirkprinzip herangezogen, wobei »Schlacken« bislang wissenschaftlich nicht näher beschrieben sind. Hier gilt, ähnlich wie für die Nulldiät, es gibt weder einen Lerneffekt, noch ist die Diät länger durchführbar. Den erzielten Abnehmerfolg längerfristig zu halten, dürfte schwierig sein. Saftfasten stellt für geschwächte Menschen und für die, die einen anfälligen Kreislauf haben, ein ernst zu nehmendes Risiko dar. Da die Flüssigkeiten wenig Energie liefern, ist meist tatsächlich eine Gewichtsabnahme zu erreichen, wenn auch nicht in der Form wie bei der Nulldiät, da der Fruchtzucker aus den Säften den Körper mit einem Basisangebot an Energie versorgt. Keine Empfehlung.

Schalttage-Diät

Für maximal drei Tage werden jeweils nur 700 bis 800 Kilokalorien aufgenommen, und zwar immer dann, wenn man es vorher übertrieben hat, zum Beispiel nach Weihnachten oder dem Oktoberfest. Es werden dann salzarme, aber kaliumreiche Lebensmittel empfohlen, wie beispielsweise Reis und Gemüse. So soll »entschlackt« werden. Viel trinken ist eine weitere Empfehlung. Durch die kaliumreichen Lebensmittel scheidet der Körper vermehrt Flüssigkeit aus. Der Gewichtsverlust beruht daher eher auf dem häufigen Toilettengang als auf abgebauten Fettpolstern. Menschen mit Nierenschwäche sollten diese Diät nicht machen. Ein nachhaltiger Lerneffekt tritt in der kurzen Zeit nicht ein. Ein paar Schalttage tun niemandem weh und können zu einem bewussteren Konsumverhalten führen. Für gesunde Menschen ist es eine Möglichkeit, »Fresstage« auszugleichen und das Gewicht so zu halten. Wirklich abnehmen wird mit dieser als Diät bezeichneten Methode niemand, aber zum Gewichthalten kann ein Schalttag durchaus beitragen.

»THE BIGGEST LOSER« – WARUM DER KAMPF GEGEN DAS FETT VIEL AUSDAUER BRAUCHT

Kennen Sie die US-Abnehm-Show »The Biggest Loser«? Stark übergewichtige Menschen kämpfen ein Dreivierteljahr darum, wer am

meisten Gewicht verliert. 14 Teilnehmer haben sich bereit erklärt, an einer Folgestudie teilzunehmen und ihr Gewicht, die Körperzusammensetzung und die Blutwerte sechs Jahre nach Ende der Show noch mal messen zu lassen. Durchschnittlich hatten die Teilnehmer nach 30 Wochen fast 60 Kilogramm abgenommen. Nach sechs Jahren hatten sie gut 41 Kilogramm wieder zugenommen. So weit, so gewöhnlich. Diese wohl längste Langzeit-Beobachtung der Körperzusammensetzung und des Energieumsatzes nach einer Gewichtsreduktion zeigte aber noch eine andere interessante Entwicklung.
Mit dem Verlust an Gewicht reduzierte sich auch der Ruheenergieumsatz. Dieser ist direkt vom Körpergewicht abhängig. Nach 30 Wochen war er im Durchschnitt parallel zur Gewichtsreduktion von 2607 Kilokalorien auf 1996 Kilokalorien gesunken. So weit, so gewöhnlich. Nach sechs Jahren verhielt sich die Anpassung des Ruheenergieumsatzes allerdings völlig unerwartet. Obwohl die Teilnehmer wieder fast 70 Prozent des verlorenen Gewichts zugelegt hatten, sank der Ruheenergieumsatz weiter auf 1903 Kilokalorien, anstatt mit dem Körpergewicht wieder anzusteigen! Rein rechnerisch wären zu diesem Zeitpunkt im Durchschnitt 2403 Kilokalorien zu erwarten gewesen. Was heißt das in der Konsequenz? Nachdem die Teilnehmer der Show ein Gewichtsreduktionsprogramm nach allen Regeln der Kunst durchgeführt hatten und am Ende einen beachtlichen Erfolg vorweisen konnten, hat ihr Körper sechs Jahre danach immer noch jede Kalorie in der Erwartung eingespart, dass er bald wieder verzichten muss. Im Umkehrschluss bedeutet dies: Wenn die Teilnehmer zu einer Ernährungsweise zurückkehrten, die ihrem Gewicht angepasst war (2403 Kilokalorien), nahmen sie dennoch automatisch zu, denn ihr Körper verbrauchte fast 500 Kilokalorien weniger als gedacht. Um die erreichte Gewichtsreduktion zu halten, müsste also dauerhaft weniger Energie aufgenommen werden. Dafür ist eine Menge Disziplin erforderlich – und eine dauerhafte Ernährungsumstellung, die auch Genuss zulässt.

Einfalt statt Vielfalt

Unsinnig, aber so verlockend einfach: Sogenannte Mono-Diäten versprechen, dass der Verzehr eines bestimmten Lebensmittels den Abnehmerfolg garantiert.

Kohlsuppen-Diät

Wer kennt sie nicht, die Kohlsuppen-Diät. Zum ersten Mal begegnete ich ihr zu Beginn meines Studiums, als eine meiner WG-Mitbewohnerinnen sich eine Kohlsuppen-Diät verordnete. Das heißt, Weißkohlsuppe in allen Variationen darf gegessen werden, so viel man möchte, und dazu sind bis zu 250 Gramm magere Milchprodukte, Geflügel und Obst erlaubt. Eine zeitliche Begrenzung ist nicht generell vorgeschrieben, was auch nicht nötig ist, da die Einseitigkeit der Diät meist ohnehin nur ein kurzes Durchhalten ermöglicht. Kohlsuppe ohne Ende soll sättigen und durch den Verdauungsaufwand »negative Kalorien« erzeugen, also mehr Energie verbrauchen, als sie letztlich dem Körper zuführt. Über einen längeren Zeitraum sollte man diese Diät nicht machen, da sie viel zu einseitig ist. Eine dauerhafte Gewichtsreduktion und ein Lerneffekt sind nicht zu erwarten. Länger als ein paar Tage lässt sich diese Diät ohnehin nicht durchhalten, da die meisten Anwender schnell von Blähungen, Bauchschmerzen und der eintönigen Suppenkost entnervt sind. Es bedarf keines besonderen Wissens, um diese Diät durchzuführen. Die Kohlsuppe reicht einmal gekocht für mehrere Tage. Und satt macht sie auch. Keine Empfehlung, es sei denn, Sie lieben Kohlsuppe.

7-Tage-Körner-Kur

Bei dieser Diät werden erst mal an sechs Tagen Körner gegessen, und zwar an jedem Tag eine andere Sorte: Hafer, Hirse, Gerste, Dinkel, Weizen und Reis. Am siebten Tag gibt es dann eine Mischung aus allen. Die Körner werden mit Obst und Gemüse sowie geringen Mengen Milchprodukten angesetzt. Zusätzlich wird viel getrunken: bis zu drei Liter Mineralwasser oder Kräutertees. Die vielen Ballaststoffe sollen die Verdauung ankurbeln und gleichzeitig die Energiezufuhr senken, sodass es zur Gewichtsabnahme kommt. Wer empfindlich auf Ballaststoffe reagiert, sollte diese Diät nicht durchführen – massive Blähungen könnten sonst leicht zu sozialen Unverträglichkeiten führen. Für eine längere Zeit ist diese Diät zu einseitig und bietet keinen Lerneffekt. ⬆ Da man relativ wenig Energie aufnimmt, sind nach einer Woche wohl tatsächlich ein paar Kilo weniger auf der Waage. Die vielen Körner quellen mit der Flüssigkeit auf und sorgen für Sättigung. ❗ Warum nicht die Vorteile der Sättigung durch gequollene Körner in den Alltag einbauen? Man könnte statt Shakes eine Mahlzeit auf diese Weise zu sich nehmen. Ansonsten ist diese Kur eben das, was sie ist: eine Kur.

Ananas-Diät

Ananas rund um die Uhr heißt hier das Motto: Zwei ganze Früchte pro Tag und Saft als Flüssigkeit sind erlaubt. So sollen Sie sich genügend Bromelain, ein Enzym aus der Ananas, einflößen, das dann wundersam das Fett von den Hüften löst. Konserven sind übrigens nicht erlaubt. ⬇ Bromelain spaltet nur Eiweiße und nicht Fette, sodass das Diätprinzip leider frei erfunden ist. Fett wird nur durch Aktivität und Sauerstoff verbrannt. Für längere Zeit eignet sich die Diät ohnehin nicht. ⬆ Es gibt keine. ❗ Lassen Sie die Finger davon.

Reis-Diät

Reis ernährt die halbe Menschheit, da kann es nicht so falsch sein, sich auch mal ausschließlich von Reis zu ernähren, oder? Bei der Reis-Diät wird über maximal vier Wochen nur Reis gegessen, dazu etwas Obst. In der weniger strengen Form gibt es ab und an ein paar gequollene Körner dazu, ein bisschen Gemüse oder mageres Fleisch. ⬆ Reis macht satt und ist in der Vollkornvariante ein kleines Nährstoffwunder. In der weniger strengen Variante läuft man so nicht Gefahr, in ein Nährstoffdefizit zu rutschen. ⬇ Da Reis einen hohen Kaliumgehalt hat, fördert er die Nierentätigkeit und somit die Wasserausscheidung. Wasserverlust heißt zwar Gewichtsverlust, nur leider an der falschen Stelle. Kurzfristig lassen sich damit zwar ein paar Kilo weniger auf die Waage zaubern, diese sind aber schnell wieder zurückgeholt, sobald man sich wieder normal ernährt. Menschen mit einer Nierenerkrankung sollten die Finger davon lassen. Der Lerneffekt beträgt gleich null. ➜!➤ Vollkornreis als Grundnahrungsmittel ist top. Die Reis-Diät über längere Zeit ist aber nicht zu empfehlen. Höchstens als 3- bis 4-tägige Kur.

Eier-Diät

Diese Diät hat es in sich: 25 Eier pro Woche soll man zu sich nehmen, 3 bis 4 pro Tag. Einen Cholesterin-Mangel braucht man da jedenfalls nicht zu fürchten. Erlaubt ist zudem etwas Obst, mageres Fleisch und Milch bzw. Milchprodukte. Somit kommt man vom Prinzip her auf eine Diät mit viel Eiweiß und wenig Kohlenhydraten und Fett. Derartige Diäten versprechen in der Regel, den Stoffwechsel richtig zu »kicken« – also dem Körper ordentlich Kalorien abzuverlangen, da er diese vornehmlich aus Zucker und Fett gewinnt. Low Carb und Low Fat kombiniert. Das müsste die eigenen Körperreserven anknabbern. ⬇ Über längere Zeit wird diese Diät ziemlich einseitig. Der hohe Eiweißanteil kann bei längerer Anwendung und eventueller Vorbelastung die Nieren überfordern, die für die Ausscheidung überflüssiger Eiweiße in Form von Harnstoff zuständig sind. Eine hohe Flüssigkeitsaufnahme ist daher schon fast Pflicht. Der Lerneffekt ist denkbar klein, da man sich keine Gedanken über Mahlzeitenzusammensetzung und Ernährung machen muss. ⬆ Eiweiß macht satt und in der weniger strengen Form kommt es nicht zu einem Nährstoffmangel. Moderates Abnehmen ist so tatsächlich möglich – ganz falsch ist die Theorie also nicht. Probleme mit dem Cholesterin gibt es auch nicht, da der Körper selbst Cholesterin produziert, und zwar so viel, wie er benötigt. Wird mehr von außen zugeführt, stellt er einfach weniger selber her. Menschen mit erhöhtem Cholesterinspiegel tun sich allerdings mit so einer Diät nichts Gutes. ➜!➤ Mit einer täglichen Proteinzufuhr von 0,8 Gramm pro Kilogramm Körpergewicht sind wir eigentlich ausreichend bedient. Durch die normale Ernährung nehmen wir bereits durchschnittlich 1,2 Gramm auf. Diäten nach dem Prinzip High Protein und Low Fat kombiniert mit Low Carb sind daher nicht zu empfehlen, es sei denn jemand will Ihnen viele Eier verkaufen – oder Proteinkonzentrate.

Low Carb, Low Fat oder doch lieber High?

Diese Konzepte erfinden sich in regelmäßigen Abständen neu, und zwar aus einem einzigen Grund: Vielen gelingt es tatsächlich, in relativ kurzer Zeit abzunehmen, da mit weniger Kohlenhydraten oder weniger Fett auch weniger Energie aufgenommen wird. Einige Konzepte verzapfen allerdings unsinnige Begründungen für die teils komplizierte Umsetzung. Das geht auch einfacher.

Atkins-Diät

Erst mal gilt: möglichst keine bis gar keine Kohlenhydrate und viel Fett. In den ersten zwei Wochen sind täglich maximal 20 Gramm Kohlenhydrate erlaubt, und die auch nur aus Gemüse. Danach darf man langsam aufstocken, indem Obst auf den Speiseplan kommt. Wenn das Abnehmziel erreicht ist, dürfen maximal 90 Gramm Kohlenhydrate aufgenommen werden. Was Sie dann essen dürfen? Fleisch, Fisch und Eier. Weizenprodukte und Haushaltszucker sind tabu. High Fat und L(N)ow Carb lautet die Devise. Der Körper wird künstlich in eine Art Hungerstoffwechsel versetzt. Daher eignet sich diese Diät definitiv ganz und gar nicht für eine Langzeitanwendung. Ein Lerneffekt ist nicht zu erkennen. Die Pfunde kehren nach kurzer Zeit zurück, sobald man wieder zum normalen Ernährungsstil zurückkehrt. Ein Nährstoffmangel kann bei längerer Anwendungszeit ebenfalls auftreten. Die Nahrungsergänzungsmittel werden aus diesem Grund direkt mit angeboten. Aber erinnern Sie sich: In Deutschland gibt es bei einer ausgewogenen Ernährung so gut wie keinen Mangel an Nährstoffen, wozu also mit einer Diät einen Nährstoffmangel provozieren? Sie soll einen Energiemangel erzeugen! Auch hier ist die Umsetzung simpel, einfach Kohlenhydrate weglassen. Tatsächlich spart man so Kalorien ein und kann eine Gewichtsreduktion erzielen, einfach deshalb, weil Fett und Proteine gut sättigen. Wenige Kohlenhydrate bedeuten weniger Insulin im Blut, was den Fettabbau zusätzlich fördern kann, da Insulin diesen in der Regel hemmt. Das Prinzip funktioniert kurzfristig, sollten Sie ein paar Kilo für die bevorstehende Oscar-Verleihung loswerden müssen. Langfristig sollten Sie sich aber besser mit einer anderen Methode anfreunden. Ein aktuelles Konzept des Harvard-Professors David Ludwig verfolgt eine ähnliche Strategie, jedoch mit dem Ausblick, sich in eine dauerhaft ausgewogene Ernährungsweise zu entwickeln, in der einige Lebensmittel mit Kohlenhydraten erlaubt sind. Die Auswahl erfolgt nach dem glykämischen Index.

Bullet-Proof-Diät

Der Vollständigkeit halber, und weil ich häufiger darauf angesprochen werde, sei auch diese Trend-Diät aus den USA hier erwähnt. Kaffee steht neben Butter und Kokosöl im Mittelpunkt des Speiseplans. Alle drei Komponenten werden gut vermischt und als »Bullet-Proof-Coffee« zum Frühstück verspeist. Der Trick soll sein, dass man ausreichend Energie aufnimmt, um bis zu sechs Stunden keinen Hunger zu verspüren, kombiniert mit dem gewohnten Kaffeegenuss. Letzterer ist bei dieser Mischung sicher Geschmackssache, aber Energie ist mit gut 230 Kilokalorien tatsächlich reichlich in so einem Bullet-Proof-Kaffee vorhanden, schließlich hat ein normaler schwarzer Kaffee an sich kaum Kalorien. Im Prinzip folgt dieses Konzept der Theorie der Atkins-Diät, wonach durch eine möglichst geringe Kohlenhydratzufuhr und die gezielte Zufuhr von fett- und proteinhaltigen Lebensmitteln eine gute Sättigung erreicht wird und gleichzeitig vermehrt körpereigene Fettreserven verwendet werden müssen, um die in der Nahrung fehlenden Zucker zu bilden, auf die letztlich das Nervensystem, die Immunzellen und die roten Blutkörperchen angewiesen sind. Natürlich gibt es mit dem Erfinder der Diät, einem erfolgreichen Silicon-Valley-Millionär, auch jemanden als Erweckungszeugen, der mit dieser Diät über 45 Kilogramm in zehn Jahren abgenommen haben soll. Verfechter der Paläo-Ernährungsweise können dem Bullet-Proof-Coffee ebenfalls etwas abgewinnen, obwohl es in der Steinzeit weder Butter noch Kaffee oder Kokosöl gab. Mit der ziemlich einseitigen Auslegung des Frühstücks ergibt sich schon mal eine wesentliche Einschränkung in der Lebensmittelauswahl, was zwar zu einer geringeren Energieaufnahme führen kann, aber auch zu einem Nährstoffdefizit. Ein großer Lerneffekt ist nicht zu erwarten. Eine hungerähnliche Stoffwechsellage begünstigt zwar zu Beginn eine schnelle Gewichtsabnahme, ist aber auf Dauer weder gesundheitsförderlich noch Erfolg versprechend, da mit Rückkehr zur gewohnten Ernährung zumeist die abgespeckten Kilos zurückkommen. Eine anfängliche Gewichtsreduktion ist nach der Methode möglich, und das Prinzip ist einfach. Verglichen mit anderen »Hunger«-Diäten ist diese sozusagen eine »Halbtagsversion« und somit als weniger radikal einzustufen. Wer eine Diät nach dem Atkins-Prinzip ausprobieren will und dabei einem simplen Prinzip folgen möchte, ist hier richtig. Der Bullet-Proof-Coffee ist persönliche Geschmackssache. Langfristig lernt man mit dieser Diät allerdings wenig dazu.

Die neue GLYX-Diät

Man beginnt mit zwei oder drei Suppentagen. Anschließend gibt es für weitere sieben Tage drei Mahlzeiten täglich, die viel Protein und wenig Fett sowie Kohlenhydrate enthalten sollen. Erlaubt sind mageres Fleisch, ein bisschen Pflanzenöl und Lebensmittel, die den Blutzucker nur langsam ansteigen lassen und somit keine Insulinschwemme verursachen. Die Lebensmittel können nach dem glykämischen Index (GLYX) ausgewählt werden. Dieser kann für jedes Lebensmittel experimentell bestimmt werden und gibt an, wie stark dieses den Blutzuckerspiegel im Vergleich zu einer bestimmten Menge Glukose ansteigen lässt. Daraus ergibt sich: Ein hoher GLYX ist nicht gut, ein niedriger schon. Maximal 1000 Kilokalorien pro Tag sollten aufgenommen werden. Obwohl die Idee dahinter durchaus Charme versprüht, eignet sich der GLYX nur bedingt für die Lebensmittelauswahl, denn er ist launisch wie eine Hofschranze. Lässt er sich für ein Lebensmittel alleine noch gut bestimmen, verhält er sich wieder ganz anders, wenn mehrere Lebensmittel mit unterschiedlichem GLYX gleichzeitig gegessen werden. Selbst die Zubereitung ist ein ausschlaggebendes Kriterium: Nudeln *al dente* versus Nudeln weich gekocht besitzen zum Beispiel einen unterschiedlichen GLYX. Zudem ist der Tabellenwert auf 50 Gramm des jeweiligen Lebensmittels bezogen. In der Praxis wird man Lebensmittel aber in anderen Mengen essen. Somit ist der GLYX wenig alltagstauglich. Durch die Orientierung am GLYX fällt die Lebensmittelauswahl weniger kalorisch aus, man muss sich tatsächlich mit den Lebensmitteln beschäftigen. Auch die Mahlzeiten, für die es inzwischen viele Rezepte gibt, wollen zubereitet werden. Ein Lerneffekt ist also zu erwarten. Die Diät ist im Vergleich zu anderen Low-Carb-Konzepten abwechslungsreich und kann in weniger strenger Form längere Zeit durchgeführt werden. Die GLYX-Diät kann bei der Gewichtsreduktion helfen und beugt durch die abwechslungsreiche Lebensmittelauswahl dem Jo-Jo-Effekt vor. Für eine dauerhafte Gewichtsabnahme kann diese Diät empfohlen werden.

Dukan-Diät

Der französische Arzt Pierre Dukan hat diese Diät vor mehr als zehn Jahren entwickelt – wahrscheinlich für Fleischliebhaber. Es gilt, möglichst wenig Kohlenhydrate und Fett zu sich zu nehmen und dafür viel Protein, was sich nach der Dukan'schen Lehre am besten mit Fleisch erreichen lässt. Es werden dazu vier Phasen vorgeschlagen: Die Angriffsphase für ein bis zehn Tage mit Fleisch, Eiern und Milchprodukten sowie täglich anderthalb Löffeln Haferkleie. Dazu 20 Minuten Bewegung pro Tag. In der Aufbauphase sind Gemüse und Protein täglich abwechselnd auf dem Speiseplan, abgesehen von stärkehaltigen Gemüsesorten. Weiterhin bleibt Haferkleie auf dem Speiseplan, so lange, bis das Wunschgewicht erreicht ist. In der Stabilisierungsphase sind pro Kilogramm verlorenem Gewicht zehn Tage zu rechnen, und es dürfen alle Lebensmittel aus den ersten beiden Phasen verzehrt werden. Zusätzlich gibt es eine Portion Obst am Tag, wobei einige Obstsorten und Nüsse ausgeschlossen sind. Zusätzlich zur bekannten Haferkleie kann man zwei Scheiben Vollkornbrot und 40 Gramm Käse pro Tag essen. Außerdem dürfen die »verbotenen« stärkehaltigen Lebensmittel wieder zweimal pro Woche auf den Tisch. »Ausreißer« wie Kuchen oder Pommes sind einmal die Woche erlaubt. Die proteinreiche Nahrungsaufnahme aus der Anfangsphase sollte man für einen Tag die Woche weiterverfolgen. Hat man all das überstanden, kann man in der Erhaltungsphase wieder beliebig essen. Am besten das, woran man sich in der Zeit zuvor gewöhnt hat. Dabei darf die Haferkleie natürlich nicht fehlen: Drei Esslöffel pro Tag und ein Proteintag pro Woche stehen weiter auf dem Programm. Für diese Diät gibt es ein Online-Portal und persönliche Beratung. Begleitende Bücher liefern Rezepte und Wochenpläne. Die Trennung von protein- und kohlenhydratreichen Lebensmitteln macht nach dem Stand der Wissenschaft keinen Sinn, die Mahlzeitenplanung wird nur unnötig kompliziert. Das Haferkleie-Dogma dieser Diät könnte dem einen oder anderen Darm Probleme verschaffen. Das Programm wird mit prominenten Testimonials beworben, weswegen man etwas genauer hinschauen sollte, ob es hält, was es verspricht. Gemüse und Obst sind hier klar zu wenig vorhanden, sodass es zu einem Vitaminmangel kommen könnte. Die Strukturierung in unterschiedliche Phasen kann zu einer besseren Orientierung führen. Rezepte und Wochenpläne liefern einen Anreiz, sich mit den Lebensmitteln und ihrer Zubereitung auseinanderzusetzen, was einen Lerneffekt möglich macht. Immerhin setzt das Konzept auf Bewegung und eine langfristige Ernährungsumstellung, wobei die vorgeschlagenen Lebensmittel nicht den Empfehlungen zur Nährstoffzufuhr gerecht werden, da die Auswahl zu fleischlastig ausfällt. Diese Diät kann durch die Einhaltung der Phasen mit begrenzter Lebensmittelauswahl kurzfristig zu einem Abnehmerfolg führen. Für eine längerfristige Ernährungsumstellung eignet sie sich allerdings nicht unbedingt, da gibt es durchaus sinnvollere Konzepte.

Fricker-Diät

Diese von einem Dr. Jacques Fricker aus Frankreich entwickelte Diät ist in zwei Phasen unterteilt. Zunächst wird über acht Wochen an der Gewichtsreduktion gearbeitet, indem Fisch, Fleisch, Gemüse und eine Portion Obst auf den Tisch kommen. Magere Milchprodukte und Fett sind in kleinen Mengen ebenfalls erlaubt. Zucker und stärkehaltige Lebensmittel sind in dieser Phase verboten. Frauen sollen auf diese Art 1,5 Kilogramm pro Woche abnehmen und Männer bis zu 2,5 Kilogramm. In der zweiten Phase soll das erreichte Wunschgewicht stabilisiert werden, indem weiterhin hauptsächlich die in der ersten Phase lieb gewonnenen Lebensmittel gegessen werden. Kleine

Ausnahmen sind wieder erlaubt. Die erste Phase verlangt viel Durchhaltevermögen, um sich an die strikten Vorgaben zu halten. Die Lebensmittelauswahl liefert viel Protein, was sättigt, aber auch zu mehr Arbeit für die Nieren führen kann. Viel trinken ist also Pflicht. Ein großer Lerneffekt ist in der ersten Phase nicht zu erwarten. Mit der Lebensmittelauswahl lässt sich mit Sicherheit Gewicht reduzieren, wenn auch nicht bei jedem in dem Maße, wie es von der Diät versprochen wird. In Phase zwei lernt man außerdem, die neu entwickelte Ernährungspraxis im Alltag anzuwenden, diesmal aber ohne Verbote. Die Fricker-Diät ist geeignet, wenn man tatsächlich einen Anlass hat, möglichst viel Gewicht innerhalb von zwei Monaten zu reduzieren, um dann in eine längere Stabilisierung überzugehen. Es gibt jedoch weniger strenge und trotzdem Erfolg versprechende Alternativen.

Hollywood-Star-Diät

Ein gutes Beispiel, wie sich Diät-Trends wiederholen: 1920 für die Stars der Filmbranche entwickelt, nennt man diese Art von Diäten heute auch Trennkost, wobei bei der Hollywood-Star-Diät zusätzlich darauf geachtet wird, möglichst wenig Kohlenhydrate aufzunehmen. Deshalb ist sie unter Low-Carb-Diäten aufgeführt. Proteinreiche und nicht für jedermann erschwingliche Lebensmittel wie Hummer, Shrimps, Fisch, mageres Fleisch und Geflügel sind die Basis. Dann kommen besonders exotische Früchte hinzu, die roh genossen werden, weil deren Enzyme angeblich schlank machen (was Quatsch ist), zum Beispiel Ananas und Papaya. Täglich dürfen nur 600 bis 800 Kilokalorien aufgenommen werden, bis zu 60 Prozent davon durch Proteine. Bei einer ausgewogenen Kost soll der Anteil der Energie, der durch Proteine aufgenommen wird, bei 25 bis 30 Prozent liegen. Die Diät ist also sehr proteinlastig, was zwar sättigt und die Gewichtsabnahme fördern kann, allerdings eine Lebensmittelauswahl fördert, die einige Vitamine und Mineralstoffe unterrepräsentiert. Die Energiezufuhr ist sehr gering, was über mehrere Tage oder gar Wochen dem Körper eher schaden kann. Einen großen Lerneffekt darf man bei dieser Diät nicht erwarten. Die Einhaltung von Trennkost macht solche Diäten im Tagesverlauf zusätzlich unnötig kompliziert. Das Prinzip, nur proteinreiche Lebensmittel zu essen, ist einfach einzuhalten. Durch die strikte Kalorienbegrenzung lassen sich ein paar Kilos abbauen. Da es für das Trennkost-Prinzip, egal welcher Variante, keinerlei wissenschaftliche Belege gibt, die Kalorienrestriktion zu krass ist und Nährstoffmangel drohen kann, ist diese Diät nicht zu empfehlen.

Ideal-Diät

Bei der Ideal-Diät werden Lebensmittel mit niedrigem Fettgehalt und glykämischem Index (GLYX) bevorzugt. Zudem wird auf Bewegung geachtet. Das System folgt dabei den Ampelfarben: Grüne Lebensmittel wie Gemüse, Obst und Vollkornprodukte sind zum Sattessen und haben einen niedrigen Fettgehalt sowie niedrigen GLYX. Gelbe Lebensmittel sind erlaubt, sollten aber nur in kleinen Mengen verzehrt werden. Hierbei handelt es sich zum Beispiel um Käse, Fettfische und Eier. Rote Lebensmittel sind nur ausnahmsweise gestattet und dann auch nur in kleinen Portionen. Vier Wochen lang dürfen zunächst nur grüne Lebensmittel gegessen werden, dann zusätzlich gelbe. Die roten Lebensmittel sind körperlich aktiven Menschen vorbehalten. Der GLYX ist kein exakter Anhaltspunkt für die Reaktion des Blutzuckerspiegels, da dieser sich vor allem beim kombinierten Verzehr mehrerer Lebensmittel anders verhält, als es für ein einzelnes Lebensmittel der Fall ist. Trotz der Schwächen des GLYX erreicht man eine energiereduzierte Lebensmittelauswahl, sodass sich mit dem stufenweisen Aufbau von Grün zu Gelb Gewicht reduzieren lässt. Mit den Rezepten lernt man zudem Lebensmittel und deren Zubereitung besser kennen. Bewegung ergänzt dieses Programm sinnvoll. Um langfristig Gewicht zu reduzieren, ist die Ideal-Diät geeignet.

LOGI-Methode (Low Glycemic and Insulinemic)

Hier haben wir es mit einer etwas milderen Form von Low Carb zu tun. Immer noch sind Kohlenhydrate möglichst zu meiden, nur aus Gemüse und etwas Obst sind sie erlaubt. Ein wenig hochwertiges

Pflanzenöl, wie Raps- oder Olivenöl, und viel Protein, am besten aus Fleisch, Milch, Milchprodukten und Eiern, bestimmen den Essensplan. Nüsse und Hülsenfrüchte sind ebenfalls erlaubt. Ganz selten sollten Weizenmehlprodukte und Süßigkeiten verzehrt werden. Die Lebensmittelauswahl soll eine möglichst moderate Insulinantwort bewirken und somit die Fettverbrennung ankurbeln. Es gibt keine direkten Nachteile. Die Auseinandersetzung mit den Lebensmitteln bedeutet zunächst einen höheren Aufwand im Vergleich mit anderen Diäten. Auf lange Sicht zahlt sich dies allerdings aus. Viele Rezeptbücher und Ratgeber können den Start und die Umsetzung erheblich vereinfachen. Durch die gezielte Lebensmittelauswahl kann Gewicht reduziert werden, einfach nur, weil man bewusst auf viele versteckte und wenig komplexe Zuckerarten verzichtet. Da die LOGI-Methode nicht so einseitig ausgelegt ist wie viele andere Low-Carb-Diäten, ist sie für einen längeren Zeitraum geeignet. Zudem muss man sich bei der Lebensmittelauswahl mit den jeweiligen Lebensmitteln auseinandersetzen, sodass ein Lerneffekt eintritt, der langfristig zu einer bewussteren und günstigeren Ernährungsweise im Sinne des Gewichtsmanagements führt. Der hohe Proteinanteil sättigt gut, was gegen Heißhungerattacken hilft. Mit dem niedrigen Kohlenhydratanteil und einer beschränkten Fettaufnahme sinkt die Kalorienaufnahme. Auch wenn die Gewichtsreduktion langsamer verläuft als bei anderen Diäten, kann die LOGI-Methode ein lohnenswerter Versuch sein, in eine langfristig gesundheitsförderliche Ernährungsweise einzusteigen.

Low Fat 30

Das Einzige, was hier »low« sein soll, ist der Fettanteil bei der Kalorienzufuhr. Dieser sollte bei 30 Prozent liegen, während die Masse an verzehrten Lebensmitteln gleich bleiben soll. Was bedeutet das? Fettreiche Lebensmittel mit hoher Energiedichte müssen durch Lebensmittel mit geringer Energiedichte ersetzt werden, sprich vorrangig Gemüse und Obst sollten auf fünf Portionen am Tag verteilt werden. Durch die beibehaltenen Mengen wird man satt, nimmt aber weniger Kalorien auf. Das Programm wird so lange durchgeführt, bis man das

Wunschgewicht erreicht hat. Die Berechnung des Fettgehalts der Lebensmittel bezogen auf die tägliche Energiezufuhr ist kompliziert und nicht alltagstauglich. Zudem ist die alleinige Fokussierung auf den Fettanteil irreführend, da auch Kohlenhydrate viel Energie liefern können. Mit der durch das Fettlimit eingeschränkten Nahrungsenergie kann das Gewicht reduziert werden. Durch die freie Auswahl lassen sich Lebensmittel sinnvoll und ausgewogen kombinieren, ein langfristiger Lerneffekt ist möglich. Diäten und Programme, die alle Nährstoffe einbeziehen, die Energie liefern, bringen langfristig einen größeren Nutzen. Hier wird jedoch zu sehr auf den Fettgehalt fokussiert.

Mayo-Diät

Ob die Mayo-Diät tatsächlich von der berühmten Mayo-Klinik in den USA stammt, ist bis heute nicht geklärt, aber dieses Gerücht hat ihrem Bekanntheitsgrad mehr genutzt als geschadet. Hier geht es im Kern darum, je nach Abnehmziel nicht mehr als 1000 bis 1500 Kilokalorien zu sich zu nehmen. 50 Prozent sollen dabei aus Proteinen aufgenommen werden: drei bis vier Eier pro Tag, Fleisch und Fisch. Den Rest sollte man über Gemüse und Obst sicherstellen. Die Diät ist etwas proteinlastig, was sich über einen kürzeren Zeitraum aber nicht negativ auswirken sollte, über mehrere Monate jedoch Leber und Nieren unnötig belastet. Viel Fleisch, Eier und Fisch bedeuten viel Purine, was die Harnsäurebildung im Körper fördert und für Menschen mit Gicht nicht zu empfehlen ist. Menschen mit Cholesterinstoffwechselstörungen sollten diese Diät besser nicht machen. Lernen kann man bei der Diät leider kaum etwas, da sie zu einseitig ist. Mit der begrenzten Energieaufnahme lässt sich natürlich abnehmen. Die proteinreichen Lebensmittel plus Gemüse und Obst sättigen ausreichend und sichern einen guten Nährstoffmix, sodass ein Mangel unwahrscheinlich ist. Sollte diese Diät tatsächlich in der Mayo-Klinik erfunden worden sein, dann sicherlich vor langer Zeit, denn heutzutage wird diätetisch gerade in Kliniken eher eine kalorienreduzierte Mischkost oder eine Formula-Diät erwogen. Somit für den Alltagsgebrauch eher keine Empfehlung.

Montignac-Diät

Hier haben wir es mit einer Mischung mehrerer Diät-Prinzipien zu tun. Die Lebensmittelauswahl wird nach dem glykämischen Index (GLYX) getroffen, was zu möglichst geringen Insulinspitzen führen soll, um den Fettabbau zu fördern. Zudem sollte man die Fett- und Kohlenhydrataufnahme zeitlich trennen. Insgesamt folgt die Diät mehreren Zyklen von Abnehm- und Stabilisierungsphasen, bis das Wunschgewicht erreicht ist. Die auch bei anderen Diäten beschworene Insulintheorie ist wissenschaftlich nicht belegt. Haltbare Hinweise für die Sinnhaftigkeit der zeitlichen Trennung von Fett- und Kohlenhydrataufnahme sucht man vergebens. Durch die Auswahl der Lebensmittel nach dem GLYX kann es zu einer eher proteinreichen Kost kommen, die für Menschen mit Nierenproblemen nicht geeignet ist. Der GLYX an sich ist zwar für einzelne Lebensmittel gut zu ermitteln, aber in Kombination mit anderen Lebensmitteln oder je nach Zubereitung eher unzuverlässig. Obwohl der GLYX aus wissenschaftlicher Sicht nicht unbedingt das beste Auswahlkriterium ist, ergibt sich doch eine Nahrungszusammenstellung mit viel Gemüse und Obst. Das kann wiederum zu weniger Energiedichte auf dem Speiseplan führen und die Gewichtsabnahme begünstigen. Diese Variante einer Low-Carb-Diät kann kurzfristig zu einem Abnehmerfolg führen, für eine langfristige Ernährungsumstellung ist sie eher nicht zu empfehlen, da man sich nur an GLYX-Tabellen orientiert und nicht wirklich dazulernt. Die Trennung von Fett- und Kohlenhydrataufnahme macht es zudem unnötig kompliziert. Die LOGI-Methode kann man als echte Alternative betrachten.

Ornisch-Diät

Bei der Ornisch-Diät geht es darum, möglichst wenig Fett, dafür aber hauptsächlich kohlenhydratreiche Lebensmittel in der Vollwertvariante aufzunehmen. Milch- und magere Milchprodukte sind ebenfalls erlaubt, mageres Fleisch höchstens in Maßen. Warum soll jetzt auf einmal High Carb und dafür Low Fat sinnvoll sein? Reine Ansichtssache. Es gibt halt für jeden Geschmack eine Diät. Durch die Lebensmittelauswahl endet man letztlich bei einer Art lakto-vegetarischer

Kost mit ein bisschen Fleisch. Der hohe Ballaststoffanteil kann dem einen oder anderen Darm zur Last fallen, sorgt aber für Sättigung, was gut ist, da ja nicht mit der Proteinaufnahme übertrieben werden soll. Prinzipiell ist eine ausgewogene und pflanzlich dominierte Lebensmittelauswahl möglich. Viel Gemüse und Obst heißt Kalorien einsparen und somit Gewichtsabnahme. Da man keine vorgefertigten Mahlzeiten oder Shakes einnehmen muss, kann man sogar etwas lernen. Diese Diät kann für eine langfristige Gewichtsabnahme empfohlen werden. Es sollte allerdings darauf geachtet werden, dass bei der angeratenen geringen Fettzufuhr gelegentlich Fisch verzehrt wird oder hochwertige Pflanzenöle zum Kochen verwendet werden. So erhält der Körper trotzdem wichtige Fettsäuren, die er nicht selber bilden kann. Außerdem benötigt man für eine Ernährungsweise ganz ohne Fleisch ein gut ausgeprägtes Wissen über Lebensmittel und Nährstoffe, um Mängel zu vermeiden.

Paläo- oder Steinzeit-Diät

In regelmäßigen Zyklen erfreut sich diese Diät einer Renaissance, nur mit Sicherheit nicht seit der Steinzeit. Verfechter der Paläo-Ernährung empfehlen am Tag etwa 425 Gramm mageres Fleisch oder Fisch und etwa doppelt so viel Obst, Gemüse, Nüsse oder Ähnliches, was sich von Baum und Boden zusammenklauben lässt. Hauptsache, wenig oder gar nicht verarbeitet. Die Errungenschaften der modernen Landwirtschaft sind hingegen verboten, das heißt: keine Milch und Milchprodukte, Getreide und Hülsenfrüchte. Weniger strenge Formen erlauben ab und an etwas Milch, damit zumindest ausreichend Kalzium aufgenommen wird. Das Ganze wird dann bis zum Erreichen des Wunschgewichts durchgehalten und neudeutsch als »Challenge« bezeichnet. Ein Erfolg, wenn man die Anzahl der veröffentlichten Kochbücher betrachtet: weit über 100 allein im Jahr 2015. Werden Milch, Milchprodukte und Hülsenfrüchte tatsächlich komplett vom Speiseplan eliminiert, kommt die Kalziumaufnahme eventuell zu kurz. Die teils unsinnigen Verbote machen die Speiseplangestaltung kompliziert. Fleischliebhaber werden diese Diät mögen. Mit der Mengenbegrenzung sollte sich eine Kalorienreduktion erreichen lassen, die dann zur Gewichtsabnahme führt. Innerhalb des proklamierten Steinzeit-Warenkorbs hat man immerhin die freie Auswahl. Der moderate Kohlenhydratanteil und der Verzicht auf verarbeitete Produkte können sich im Übrigen positiv auf den Insulinspiegel auswirken. Mit dem Diät-Namen wird suggeriert, man begäbe sich wieder auf die Fährten unserer Vorfahren, was nachweislich absoluter Blödsinn ist. In der Steinzeit hatte der Homo sapiens leider keinen Supermarkt in der Nähe, in dem er 425 Gramm Fleisch kaufen konnte. Es wurde gegessen, was im direkten Einzugsgebiet zu holen war, und das unterschied sich regional sehr deutlich und war selten bis nie Fleisch. Die Menschen wurden dadurch nicht gesünder, sie erreichten ja gar nicht unser heutiges Durchschnittsalter. Warum? Erst Ackerbau und Viehwirtschaft machten den Unterschied und sorgten großflächig für die ausreichende Verfügbarkeit von hochwertigem Protein aus Nutzpflanzen und Nutztieren. Das war allerdings vor gerade mal 10 000 Jahren mit Beginn der Jungsteinzeit.

Pfundsfit

Hier lautet das Motto »Weg mit dem Fett!« – allerdings erst mal aus der Nahrung. Jedes Lebensmittel wird mit Punkten bewertet, die als »Fettaugen« bezeichnet werden. Ein Fettauge steht dabei für drei Gramm Fett. Pro Tag soll man so nicht mehr als 70 Gramm Fett aufnehmen und somit Kalorien einsparen. Die Diät ist auf zehn Wochen ausgelegt und zielt vor allem auf eine Verhaltensänderung bei der Lebensmittelauswahl ab. Da primär auf die Fettzufuhr geachtet wird, besteht die Gefahr, dass die Mahlzeiten nicht ausreichend sättigen und der liebe Heißhunger zuschlägt. Die Fettreduktion spart Kalorien, sodass eine Gewichtsreduktion erzielt werden kann. Die Orientierung fällt ebenfalls leicht. Durch die generell freie Lebensmittelauswahl und die eigene Verarbeitung besteht auch ein Lerneffekt. Der Ansatz an sich ist lobenswert, dennoch gibt es Konzepte, die sich nicht nur auf den Fettgehalt der Lebensmittel beschränken und so alltagstauglicher sind.

Pritkin-Diät

Pritkin setzt im Gegensatz zur »Atkins-Diät« auf viele Kohlenhydrate und geht damit gegen den Trend der Low-Carb-Diäten. Über 80 Prozent der Nahrungsmittel sollen Vollkornbrot, Nudeln, Reis und Kartoffeln sein. Obst und Gemüse sind natürlich auch erlaubt, aber Fleisch, Fisch und Käse sind möglichst zu meiden. Täglich sollten maximal 650 Kilokalorien aufgenommen werden. Die Lebensmittelauswahl ist etwas einseitig und entbehrt vor allem solche, die Jod, Eisen, Zink und Kalzium sowie fettlösliche Vitamine liefern. Die starke Kalorienreduktion ist für den Körper nicht gesund. Ein langfristiger Lerneffekt tritt nicht ein. Sicher lässt sich mit der Kalorienreduktion ein Abnehmeffekt erzielen. Die Lebensmittelauswahl lässt noch eine gewisse Variation zu, obwohl wichtige Lebensmittelgruppen nicht erlaubt sind. Da es sich meist um komplexe Kohlenhydrate handelt, sind Sättigung und eine ausreichende Ballaststoffzufuhr gesichert. Für eine kurzfristige Gewichtsabnahme kann diese Diät geeignet sein. Wegen der sehr geringen Kalorienaufnahme und der eingeschränkten Lebensmittelauswahl ist diese Diät aber weniger zu empfehlen.

Scarsdale

Diese Diät wurde in den Siebzigerjahren in den USA entwickelt und könnte glatt als Nachahmer der Hollywood-Diät durchgehen, zumindest was die proteinlastige Lebensmittelauswahl angeht: mageres Fleisch, Fisch, Garnelen und Milchprodukte. Obst und Gemüse ergänzen den Speiseplan. Kohlenhydrate sind weniger erwünscht, also schlechte Aussichten für Brot und Getreideprodukte. Im Prinzip ist das eine Low-Carb-Diät. Täglich werden 1000 Kilokalorien empfohlen. Die Erfinder versprechen sehr schnelle Gewichtsabnahmen von bis zu zehn Kilogramm in zwei Wochen. Der starke und schnelle Gewichtsverlust, sofern er denn überhaupt realistisch ist, ist weder gesund noch nachhaltig. Die proteinreiche Diät kann bei unzureichender Flüssigkeitszufuhr die Nieren belasten, da überschüssiger Stickstoff aus Proteinen als Harnstoff entsorgt werden muss. Menschen mit hohem Harnsäurespiegel sollten ebenfalls vorsichtig sein.

Einen Lerneffekt gibt es bei dieser Diät auch nicht. Eine Gewichtsreduktion tritt sicherlich ein, wenn die Energieaufnahme derart eingeschränkt wird. Ansonsten sind keine Vorteile erkennbar. Bei diesen hochgegriffenen Versprechungen und den genannten Nachteilen ist diese Diät mit Vorsicht zu genießen.

Schroth-Kur

Johannes Schroth ist der Erfinder dieser Diät, die nichts mit geschrotetem Getreide zu tun hat. Es geht mal wieder um den Mythos »Entschlacken«, um sämtlichen Zivilisationskrankheiten vorzubeugen. Salz, Fett und Proteine sollen in den über den Tag verteilten Mahlzeiten (maximal 700 Kilokalorien) so gut wie nicht vorkommen. Was bleibt, sind nach Herrn Schroth morgens und abends ein paar Scheiben trockenes Brot und zu Mittag ein vegetarisches Gericht. Dazu werden Trink- und Trockentage eingelegt, an denen mal ganz viel und mal ganz wenig Flüssigkeit aufgenommen wird. Zur Erheiterung der Teilnehmer ist auch mal ein trockener Wein zur Flüssigkeitsaufnahme gestattet. Die Lebensmittelauswahl ist einseitig, auf Dauer drohen Nährstoffmängel. Trockentage machen aus ernährungsphysiologischer und medizinischer Sicht keinen Sinn und führen eher zu Kreislaufproblemen, wenn dazu eine Kalorienbegrenzung eingehalten werden muss. Alkohol liefert viele Kalorien, daher erschließt sich dieser Teil der Kur wohl nur dem Erfinder. Was »Schlacken« sind, ist bis heute nicht bekannt, und das »Entschlacken« als Prinzip hinter der Kur ist kein seriöser Ansatz. Ein Lerneffekt besteht nicht. Mit der Kalorieneinschränkung lassen sich Abnehmerfolge erzielen. Die vegetarische Kost liefert Vitamine, Mineralstoffe und Ballaststoffe. Diese Kur hat eher den Charakter einer Läuterung. Wer sie dennoch machen möchte, sollte sie in einer Spezialklinik unter ärztlicher Aufsicht durchführen und Wein auf leeren Magen vertragen.

South-Beach-Diät (SBD)

Die SBD gibt erst mal eine strenge Linie vor, indem sämtliche Kohlenhydrate für zwei Wochen strikt verboten sind. Der Hungerstoffwechsel lässt wieder mal grüßen. Danach ist eine moderate Zufuhr in

Form von Gemüse, Obst, Kartoffeln, Reis und Nudeln wieder erlaubt, jedoch nur als Beilage, nicht als Hauptmahlzeit. Diese Phase läuft dann so lange, bis das Wunschgewicht erreicht ist. Es resultiert auch hier eine proteinreiche Ernährungsweise mit höherem Fettanteil. Zwischenmahlzeiten werden bei dieser Diät klar empfohlen, wobei die proteinreiche Kost bereits gut sättigen sollte. Der relativ rasch versprochene Gewichtsverlust von bis zu sechs Kilogramm in zwei Wochen ist schnell wieder angefuttert, wenn die alten Ernährungsgewohnheiten wieder eingeführt werden. Einen Lerneffekt gibt es kaum. Durch den Verzicht auf Kohlenhydrate ergibt sich eine geringe Kalorienaufnahme, was kombiniert mit dem Hungerstoffwechsel in relativ kurzer Zeit zu einem Gewichtsverlust führen kann. Wie bei den anderen Low-Carb-Diäten ist Heißhunger weitestgehend ausgeschlossen, da der Insulinspiegel nur langsam steigt und fällt. Auch hier gilt: Wer schnell wieder ins Ballkleid oder den Smoking passen muss, kann es mal mit dieser Variante versuchen, aber als dauerhafte Ernährungsweise ist die SBD ungeeignet.

Susan-Powter-Diät

Eigentlich will die Erfinderin dieser Diät nicht von einer Diät sprechen, denn sie sagt »Ohne Diät geht's auch«. Das ist richtig, wenn es um die Atemübungen geht, die hier begleitend empfohlen werden. Außerdem lautet das Motto »wenig Fett, viel Bewegung«. Wenig Fett bedeutet dabei, dass weniger als 30 Prozent der täglichen Kalorien aus Fett stammen dürfen, wie bei der schon beschriebenen Low-Fat-30-Diät. Generell ist alles erlaubt, solange die Fettgrenze nicht überschritten wird. Es gibt keine gravierenden Nachteile, man folgt ja sozusagen den Empfehlungen eines gesundheitsorientierten Lebensstils. Das einzige Problem an der Fettbegrenzung ist, dass die meisten Menschen im Alltag nicht in der Lage sind, Empfehlungen dieser Art einzuhalten. Dies gilt bereits für die Empfehlungen der Deutschen Gesellschaft für Ernährung zur Zufuhr von Fett, Kohlenhydraten und Protein. Zudem sollte neben der Fettaufnahme der Gehalt an Kohlenhydraten Beachtung finden, da diese erheblich zur Energiebilanz beitragen. Die Fokussierung auf die Fettaufnahme kann diese Diät unnötig verkomplizieren. ⬆ Fettarme Küche, Bewegung und Entspannung sind die Eckpfeiler eines gesunden Lebensstils. Das ist zwar nicht neu, aber dennoch nicht in jedem Diätkonzept enthalten. Die Fettbegrenzung macht die Diät zwar im Alltag etwas komplizierter, allerdings muss man sich mit den Lebensmitteln auseinandersetzen, was einen Lerneffekt nach sich zieht. ❗ Ungeachtet der kommerziellen Absichten, die hinter dieser Diät stecken, ist das Konzept insgesamt durchaus empfehlenswert, unter einer Voraussetzung: Kohlenhydrate müssen bei der Lebensmittelauswahl ebenso berücksichtigt werden wie der Fettgehalt. Am besten sollten Sie die Auswahl nach der Energiedichte vornehmen. Mehr dazu in Teil 3 dieses Buches.

Trennungen und andere schmerzvolle Erfahrungen

Die Theorie, dass bestimmte Nährstoffe nur getrennt voneinander verdaut werden können, ist eigentlich schon dadurch widerlegt, dass unsere Vorfahren vor Tausenden von Jahren noch gar nichts davon wussten und trotzdem überlebt haben. Dennoch sollen auch die Trennkost-Diäten hier nicht fehlen, immerhin waren sie in einer Umfrage der Techniker Krankenkasse unter den Top 10 der beliebtesten Diäten in Deutschland. Zu Recht?

Fit for Life

Proteine und Kohlenhydrate sollen getrennt voneinander verzehrt werden. Zusätzlich sind Milch und Milchprodukte untersagt. Vorrangig werden Lebensmittel mit hohem Wassergehalt empfohlen, also Obst und Gemüse. Auf diese Weise sollen »Schlacken« aus dem Körper gespült werden, im Idealfall sogar mit destilliertem Wasser. ⬇ Die Trennung der Hauptnährstoffe macht diese Ernährungsweise unnötig kompliziert. Destilliertes Wasser ist zudem frei von Mineralstoffen und erhöht bei einer Diät das Risiko für einen Nährstoffmangel – ebenso wie das Milchverbot. ⬆ Weniger Kalorien bedeuten, eine Gewichtsabnahme ist möglich. ❗ Diese Diät macht weder über kurz noch lang Sinn. Kurzfristig ließe sich damit Gewicht reduzieren, allerdings ist mit destilliertem Wasser und Milchverbot über einen mittleren Zeitraum von der Diät abzuraten.

Hay'sche Trennkost

Das Trennkostprinzip gibt es ja schon lange. Bereits persische Ärzte glaubten, dass Milch und saure Lebensmittel nicht kombiniert werden sollten, weil dafür unterschiedliche Verdauungssäfte notwendig sind, die sich besser nicht vermischen. Die jüdischen Speisevorschriften trennen milchig, fleischig und alles, was nicht zu diesen beiden Kategorien gehört. Der amerikanische Arzt William Howard Hay dachte sich zu Beginn des 20. Jahrhunderts eine weitere Variante aus. Etwa drei Viertel der Nahrung werden als Obst und Gemüse möglichst roh verzehrt, der Rest besteht aus proteinreichen Lebensmitteln wie Fisch oder magerem Fleisch. Nur eines dürfen Sie nicht: beides mischen. Laut Hays Theorie kann der Körper Kohlenhydrate und Proteine nicht gleichzeitig verdauen. Die Durchführung ist extrem kompliziert, der Genuss bleibt zwangsläufig auf der Strecke. Die Lebensmittelauswahl ist relativ groß und ballaststoffreich, da im Prinzip alles erlaubt ist. Weil vorrangig Rohkost empfohlen wird und somit keine verarbeiteten Produkte, denen häufig Zucker und Fett zugesetzt sind, kann die Energieaufnahme und somit das Körpergewicht tatsächlich gesenkt werden. Ein Lerneffekt ist durch die Auseinandersetzung mit den Nährstoffgehalten der Lebensmittel bedingt vorhanden. Ohne die lästige Trennung von protein- und kohlenhydratreichen Lebensmitteln kann sich der Ansatz lohnen, allerdings gibt es Konzepte, die mehr Genuss versprechen.

Insulin-Trennkost

Nach dem Trennkostprinzip wird hier unterschieden zwischen Kohlenhydraten am Morgen und Proteinen am Abend. Mittags ist beides erlaubt. So soll der Insulinspiegel von morgens bis abends möglichst absinken und somit der Fettabbau stimuliert werden. Bewegung zählt auch zum Konzept, ebenso wie Obst, Gemüse, Milch, Fleisch und Eier. Trennkost macht den Alltag nicht unbedingt einfacher. Die getrennte Aufnahme von Proteinen und Kohlenhydraten über den Tag hinweg basiert nicht auf einer wissenschaftlichen Grundlage. Im Gegenteil: Es ist bekannt, dass die Kombination aus beiden eher zu einer Sättigung führt, ausgelöst durch eine höhere Ausschüttung des

Sättigungshormons Serotonin. Der »Insulin-Effekt« reicht zum Abnehmen alleine nicht aus. Dieses Konzept fordert keine Einschränkung der Lebensmittelauswahl. Obwohl das physiologische Prinzip dieser Diät fraglich ist, ergibt sich durch die Trennung von Kohlenhydraten und Proteinen eine Tendenz zu energieärmeren Lebensmitteln im Tagesverlauf. So kann ein Energiedefizit herbeigeführt und Gewicht reduziert werden. Ein wenig muss man sich mit der Zusammensetzung von Lebensmitteln befassen, sodass ein Lerneffekt zu erwarten ist. Für eine kurzfristige Gewichtsreduktion wäre die Methode zu empfehlen, da sie mit der Trennung von Kohlenhydraten und Proteinen eine einfache Orientierung bietet und sämtliche Lebensmittel erlaubt sind. Langfristig lohnt es sich allerdings eher, auf ein alltagstauglicheres Konzept zu setzen, das sich an der Energiedichte von Lebensmitteln orientiert. Dazu trägt auch der Fettgehalt bei, der hier nicht berücksichtigt wird.

KFZ-Diät (Facts Diet)

Kohlenhydrate, Fette und Zwischenmahlzeiten – kurz KFZ. Zum Frühstück und zum Mittagessen gibt es kohlenhydratreiche Lebensmittel und zum Abendessen etwas Fett, zum Beispiel aus magerem Fleisch. Die Zwischenmahlzeiten bestehen aus Gemüse und fettarmen Milchprodukten. Schon wieder macht die Trennung diese Diät unnötig kompliziert und bietet wenige Genussmöglichkeiten auf dem Speiseplan. Der Lerneffekt liegt auf dem Niveau anderer Trennkost-Diäten: mittel bis prächtig. Mit viel Obst und Gemüse, Protein und kaum Fett wird weniger Energie aufgenommen. Ein Gewichtsverlust ist somit möglich. Für kurzfristige Abnehmziele kann die Diät taugen, langfristig ist die Einhaltung der Trennkost zu kompliziert für den Alltag.

Schlank im Schlaf

Schlafend Kilos verlieren? Ein Traum, oder? Das wäre sogar möglich, wenn Sie nichts essen und den ganzen Tag im Bett verbringen. Diese Diät empfiehlt aber leider nicht, ausreichend zu schlafen, sondern am Morgen kohlenhydratreiche Lebensmittel und am Abend proteinreiche Nahrung. Mittags darf gemischt werden, Zwischenmahlzeiten sind nicht erlaubt. Kommt Ihnen das bekannt vor? Die Insulin-Trennkost funktioniert nach dem gleichen Prinzip. Mit dem Verzicht auf Kohlenhydrate am Abend soll der Insulinspiegel möglichst niedrig gehalten werden, sodass zur Schlafenszeit die Fettreserven abgebaut werden, denn Insulin sorgt durch Fetteinlagerung eher für das Gegenteil. Insgesamt sollen magere Lebensmittel verzehrt werden. Die Trennung von Kohlenhydraten und Proteinen macht diese Diät wie auch schon die anderen Trennkostvarianten unnötig kompliziert. Der »Insulin-Effekt« reicht zur Gewichtsreduktion nicht aus. Wenig Fett und Kohlenhydrate, dafür viel Protein heißt insgesamt weniger Kalorien. Eine Gewichtsreduktion ist also möglich, allerdings nicht wegen der Trennkost, sondern wegen der energiearmen Lebensmittelauswahl an sich. Der Diät-Titel verspricht mehr, als er hält, das Prinzip ist wissenschaftlich nicht belegt. Wer mit Trennkost abnehmen möchte, sollte »Trenn-« durch »Niedrigenergie-« ersetzen. Schon hat man mehr Spaß.

Trennkost nach Summ

Diese Variante der Trennkost setzt am Anfang für zwei bis drei Wochen auf eine Eingewöhnung, indem die kohlenhydratreichen Lebensmittel langsam reduziert werden. Anschließend werden für eine Woche nur noch Lebensmittel verzehrt, die den Blutzucker langsam ansteigen lassen und für eine geringe Insulinantwort sorgen, Stichwort »Insulin-Effekt«. Im weiteren Verlauf werden dann protein- und kohlenhydratreiche Lebensmittel konsequent getrennt. Wiederum der negative Trennkost-Faktor: komplizierte Mahlzeitenplanung und mittelprächtiger Lerneffekt. Die Lebensmittelauswahl ist insgesamt wieder relativ frei, sodass man ausgewogen essen kann. Wenig Fett und Kohlenhydrate sind entscheidende Faktoren, um Gewicht zu verlieren. Hier wird mit der Vorlaufphase nochmals Komplexität aufgebaut, die keinen speziellen Nutzen aufweist. Ansonsten gilt, was bei anderen Trennkost-Diäten gilt: kurzfristig machbar, langfristig zu kompliziert.

Selber bestimmen, wenn alles erlaubt ist

Ohne Doktrin, ohne Trennung und ohne Ausschluss von Lebensmitteln – so sollten Ernährungskonzepte funktionieren, die langfristig halten, was sie versprechen. Auf viele der hier vorgestellten Varianten trifft das zu, wenn auch auf manche nicht in vollem Umfang. Sehen Sie selbst, was für Sie Sinn macht und was nicht.

Abnehmen mit Genuss

So heißt das online-basierte Programm der Allgemeinen Ortskrankenkasse, kurz AOK, das eine kalorienreduzierte Mischkost empfiehlt und zusätzlich Support per Telefon, E-Mail und App zu den Bereichen Ernährung, Fitness und Bewegung sowie Rezepte bietet. Es gibt zudem eine Community-Funktion. Das Programm kann über einen Zeitraum von einem Jahr gebucht werden und kostet je nach Dauer mehr oder eben weniger. Gibt es nicht. Das Programm bietet eine sehr gute Betreuung durch qualifizierte Experten. Ziel ist eine langfristige Verhaltensänderung mit andauernder Gewichtsreduktion. Durch die enge Betreuung und die Community-Funktion ist das Risiko für einen Rückfall abgemildert. Das Programm kostet rund 80 Euro für ein Jahr, was ein relativ gutes Preis-Leistungs-Verhältnis ist. Für AOK-Mitglieder ist es günstiger. Klare Empfehlung! Abnehmen mit qualifizierter Beratung zum Schnäppchenpreis. Ähnliche Programme gibt es auch von anderen Krankenkassen. In jedem Fall kann man sich bei Krankenkassen über seriöse Angebote freuen.

Abnehmen mit Vernunft

Dieses Konzept ist eine Blaupause für mehrere Anbieter, die in diesem Teil des Buches erläutert werden: Pfundskur, Brigitte-Diät und Abnehmen mit Genuss. Außerdem bieten der Verein für Unabhängige Gesundheitsberatung e.V. (UGB) wie auch die Techniker Krankenkasse ein ähnliches Konzept an.

Apfelessig-Diät

An dieser Stelle muss erst mal zwischen einer Apfelessig-Kur und einer Diät unterschieden werden. Bei der Kur werden täglich ein bis drei Esslöffel Apfelessig zusätzlich eingenommen, um den Körper zu »entschlacken«, was ein ziemlich unscharfer Begriff für entgiften ist. Dafür braucht es eigentlich keinen Apfelessig oder sonstiges Hilfsmittel, denn diese Leistung kann unser Körper mit ausreichend Flüssigkeit ohne Probleme selbst erbringen. Allerdings kann etwas Speiseessig die Verdauung fördern. Bei einer Diät, die mit Apfelessig unterstützt wird, soll genau dieser Effekt genutzt werden. Viel wesentlicher ist bei dieser Diät allerdings die reduzierte Kalorienzufuhr (maximal 1200 Kilokalorien pro Tag), die durch eine Mischkost aus wenig Fett, viel Gemüse und Obst sowie Vollkornprodukten bestehen sollte. Fitness-Übungen sind ebenfalls Teil dieser Diät. Auch wenn Essig die Verdauung fördern kann, ist er nicht jedermanns Sache. Apfelessig alleine bewirkt keinen Abnehmeffekt. Mit der angepeilten Kalorienreduktion lässt sich mittelfristig Gewicht reduzieren, ohne dass man hungern muss. Die empfohlene Mischkost ist ein Garant dafür, dass keine Nährstoffmängel entstehen. Mit den begleitenden Rezepten und der eigenen Zubereitung lernt man außerdem noch dazu. Mischkost-Diät würde Ursache und Wirkung dieser Diät wohl besser beschreiben. Ob mit oder ohne Apfelessig – diese Diät ist empfehlenswert.

Ayurveda-Diät

Im Vergleich zu anderen Diäten konnte diese Variante mit 3500 Jahren bemerkenswert lange überleben, wenn man bedenkt, dass jährlich eine neue Diät-Sau durchs Dorf getrieben wird. Das könnte allerdings auch daran liegen, dass es sich eher um einen lebensphilosophischen Ansatz handelt. Die Einheit von Körper, Geist, Verhalten und Umwelt steht hier im Vordergrund. Die als Lebensenergien bezeichneten drei Kräfte Vata, Pitta und Kapha bestimmen die Gesundheit des Menschen. Ist man zu dick, liegt das meist am Kapha und den als Ama bezeichneten »Stoffwechselschlacken«. Fastentage, spezielle Entschlackungskuren und Massagen sollen Abhilfe schaffen, Yoga und Meditation komplettieren den ayurvedischen Ansatz. Die Ernährung ist dabei geprägt von viel Salat, Gemüse, Milch und Milchprodukten sowie Öl und Ghee. Letzteres ist eine Art indische Butterschmalzvariante, die durch traditionelle Verfahren aus Butter gewonnen wird. Fleisch, Fisch und Eier sind nicht verboten, aber nur in Maßen erlaubt. Zu trinken gibt es Kräutertees und heißes Wasser, Alkohol sollte gemieden werden. Die ayurvedische Ernährung hat keine Nachteile, lediglich einzelne Begründungen und Praktiken sind aus wissenschaftlicher Sichtweise nicht mit Ursache und Wirkung belegt, bilden jedoch den spirituellen Rahmen. Die ausreichende und pflanzlich dominierte Kost kann die Energiedichte insgesamt reduzieren. So lassen sich sicher ein paar Pfund abnehmen, wenn man es mit dem Ghee nicht übertreibt. Dieses Butterschmalz ist jedoch fest in der ayurvedischen Ernährungsweise verankert. Die Lebensmittelauswahl, Zubereitungsmethoden mit exotischen Gewürzen sowie Meditation und Yoga erfordern eine intensive Auseinandersetzung mit Geist, Körper und Ernährung, sodass ein persönlicher Lerneffekt zu erwarten ist. Wer sich mit der ayurvedischen Ernährung ernsthaft befassen möchte, sollte nicht nur ein Abnehmziel haben, sondern auf der Suche nach einer langfristigen Alternative zu seiner Lebensweise inklusive Ernährung sein. Zum Abnehmen gibt es Möglichkeiten, die einfacher in den Lebensalltag der meisten westlichen Zivilisationsmenschen eingebaut werden können.

Brigitte-Diät

Dieser Klassiker setzt ebenfalls auf eine freie Lebensmittelauswahl, nur fettarm und proteinreich sollte sie sein. Auch hier sollen am Abend möglichst wenige Kohlenhydrate auf dem Teller sein, um den »Insulin-Effekt« auf die Fettverbrennung zu nutzen. Die tägliche Kalorienanzahl ist auf 1200 bis 1400 Kilokalorien begrenzt. Zwischen den Mahlzeiten sollten immer vier Stunden ohne Zwischenmahlzeiten liegen, vom Frühstück bis zum Abendessen sollten sogar zehn Stunden vergehen. Wie bei den anderen Diäten, die den »Insulin-Effekt« ausnutzen wollen, ergibt sich hier eine unnötige Verkomplizierung. Die strikte Einteilung der Zeitabstände zwischen den Mahlzeiten trägt nicht unbedingt zur Vereinfachung bei, kann aber zur groben Orientierung sinnvoll sein. Die untersagten Zwischenmahlzeiten könnten Heißhungerattacken vorbeugen und sollten daher nicht strikt ausgeschlossen werden, da ja die Kalorienzahl für einen Tag ohnehin vorgegeben ist. Alle Lebensmittel sind erlaubt und man muss sich tatsächlich täglich durch Auswahl und Kochen mit ihnen beschäftigen, was einen mittel- bis langfristigen Lerneffekt bewirken kann. Prinzipiell ist durch die energiebegrenzte Kost ein Gewichtsverlust möglich. Wenn die Zeitabstände für die Mahlzeiten nur als grobe Orientierung dienen und die Abends-keine-Kohlenhydrate-Empfehlung wegfällt, ist dieses Konzept sehr zu empfehlen.

Blutgruppen-Diät

Nach der Logik dieser Diät vertragen Menschen je nach ihrer Blutgruppe manche Lebensmittel besser oder schlechter. Das soll an bestimmten Eiweißen, den Lektinen, liegen, die mit dem Blut reagieren. Da sich die Blutgruppen evolutionär erst nacheinander entwickelt haben, soll jede Blutgruppe nach dem damaligen Essverhalten unserer Vorfahren bestimmte Nahrungsmittel besser oder schlechter vertagen. Paläo für Fortgeschrittene könnte man meinen. Gruppe 0 kann Fleisch besser vertragen, weil es vor 40 000 Jahren vorwiegend verzehrt wurde, so die Vermutung. Milch sei dagegen schwierig. Auch manche Hülsenfrüchte und Getreideprodukte sind damals wohl nicht gut bekommen. Blutgruppe A steht auf vegetarisch, Blutgruppe B soll Wildfleisch und Tiefseefische essen, aber kein Getreide und keine Hülsenfrüchte. Milch, Obst und Gemüse sind jedoch erlaubt. Und Blutgruppe AB? Hauptsächlich pflanzliche Nahrung und ab und an Fleisch und Fisch. Es gibt keinerlei wissenschaftlichen Beleg, dass die Nahrungszusammenstellung in irgendeiner Form durch die Blutgruppe beeinflusst wird oder umgekehrt. Es handelt sich lediglich um in der Evolution entstandene Varianten bestimmter Proteine auf der Oberfläche der roten Blutkörperchen. Vermutlich sind im Laufe der Evolution viele weitere Varianten entstanden, die allerdings nicht zum Überleben der betroffenen Menschen geführt haben, sonst hätten wir heute noch mehr Blutgruppen. Durch die mehr oder weniger willkürlichen Speisepläne besteht die Gefahr für eine einseitige Ernährung. Keine. Wenn der Erfinder der Blutgruppen-Diät könnte, hätte er wahrscheinlich das ganze Alphabet genutzt, um weitere Nahrungstypen zu kreieren. Keine Empfehlung.

Chip-Liste
Vom Prinzip her handelt es sich um einen ähnlichen Ansatz wie bei »Weight Watchers«. Die Punkte-Diät, die schon 1969 in Deutschland die erste große Diät-Welle ausgelöst hat, funktionierte nach einem ähnlichen Prinzip. Es gibt ein Kalorienkontingent, das täglich nicht überschritten werden darf. Jedes Lebensmittel entspricht einer bestimmten Anzahl von Chips, wobei gesunde Lebensmittel einen lachenden Chip aufweisen, ungesunde einen traurigen. Da ein Chip 100 Kilokalorien entspricht und täglich maximal 20 Chips genutzt werden dürfen, liegt die Kalorienbegrenzung bei maximal 2000 Kilokalorien. Ziel ist es, möglichst viele Chips einzusparen, im optimalen Fall fünf pro Tag. Für Bewegung gibt es je nach Art und Dauer Extra-Chips. Es gibt keine besonders ausdifferenzierten Unterschiede in der Chipzahl für die unterschiedlichen Varianten eines Lebensmittels. So kann der Energiegehalt von Puddings unterschiedlicher Hersteller variieren, ohne dass die tatsächliche Kalorienzahl berücksichtigt wird. Viele Lebensmittel sind nicht erfasst, obwohl sie alltäglich konsumiert werden. Die pauschale Begrenzung der Energiezufuhr auf 2000 Kilokalorien liegt für Kinder, ältere Menschen und Frauen deutlich über dem durchschnittlichen Energiebedarf, was durchaus zur Gewichtszunahme führen kann. Der Lerneffekt ist gering, da man sich nur aufs Chipzählen beschränkt. Das System ist sehr einfach und erfordert keinen großen Aufwand, um zügig mit der Diät beginnen zu können. Alle Lebensmittel sind erlaubt, solange man in der Balance bleibt. So lernt man zumindest, Lebensmittel im Alltag zu kombinieren. Bewegung wird ebenfalls gefördert. Mit der Chip-Liste lässt sich ein grobes Gefühl für die Lebensmittelauswahl und -kombination im Sinne einer ausgeglichenen Energiebilanz gewinnen. Für Kinder oder zum Einstieg kann das Chipsystem mit angepasster Kalorienbegrenzung gut dienen, für eine langfristige Gewichtsreduktion gibt es allerdings ausgereiftere Konzepte.

Die Mittelmeer-Diät

Wer Italien, Frankreich und Spanien liebt, wird sich mit dieser Diät anfreunden können, wobei sie eigentlich als dauerhafte Ernährungsweise bezeichnet werden sollte. Es gibt viel Gemüse, Obst, Fisch und Kartoffeln sowie Reis und Nudeln. (Weiß-)Brot ist gestattet, aber nur kleine Mengen Fleisch, das eher als Beilage gedacht ist. Gekocht wird mit kleinen Mengen Olivenöl, wohingegen Butter nicht verwendet wird. Fette Wurst- und Käsesorten sind ebenfalls maßvoll zu genießen, Süßigkeiten besser gar nicht. Als besonderes Schmankerl wird von den Freunden der Mittelmeer-Diät die Empfehlung für ein kleines Glas Rotwein gesehen. Die lockere Empfehlung bietet ausreichend Gelegenheit für den inneren Schweinehund, mal über die Stränge zu schlagen. Wenn die Umsetzung gelingt, kann mit dem Verzehr von Gemüse und Obst sowie der fettarmen Zubereitung genügend Energie eingespart werden, um Gewicht zu reduzieren. Für eine gezielte Gewichtsabnahme macht dann aber die Begrenzung der Energieaufnahme auf 1400 Kilokalorien Sinn. Die Umstellung auf diese Ernährungsweise erfordert neue Kochkompetenz und liefert somit einen langfristigen Lerneffekt. Wenn es tatsächlich gelingt, die Ernährungsweise dauerhaft umzustellen, ist das Konzept einen Versuch wert.

Die Nebenbei-Diät

Diese Diät erlaubt sämtliche Lebensmittel und funktioniert nach dem Prinzip »Dickmacher durch Dünnmacher ersetzen«. Beispielsweise könnte man frittierte Pommes durch Backofenpommes ersetzen oder Fischstäbchen durch frischen Fisch ohne Panade. All das und weitere Tipps zur Lebensmittelauswahl sowie Rezepte werden direkt mitgeliefert. Lebensmittel werden nach dem glykämischen Index eingeteilt und Milch und Milchprodukte auf Basis neuerer Studien als »Schlankmacher« in das Konzept integriert. Es gibt kaum Nachteile bei dieser Diät. Nur manche Tipps, wie beispielsweise das Abendessen ausfallen zu lassen, sind wissenschaftlich nicht haltbar. »Schlankmacher«-Lebensmittel gibt es natürlich auch nicht. Durch die bewusste Lebensmittelauswahl ist es möglich, über 100 Kilokalorien am Tag einzusparen. Auf diese Weise kann eine langsame Gewichtsabnahme erfolgen und »nebenbei« die Ernährungsweise dauerhaft umgestellt werden. Mit den begleitenden Rezepten und der uneingeschränkten Lebensmittelauswahl ist durchaus ein Lerneffekt verbunden. ➜!➜ Nebenbei heißt bei dieser Diät wohl nicht, dass es keinen Aufwand kostet, sondern eher, dass sich eine dauerhafte Ernährungsumstellung eben nebenbei ergibt. Empfehlung!

FdH – Friss die Hälfte

Warum komplizierten Ernährungsplänen folgen? Sie kochen und genießen, wie Sie es gewohnt sind, aber eben nur von allem die Hälfte. Und zwar so lange, bis das Wunschgewicht erreicht ist. ⬇ Wer nur die Hälfte des Gewohnten isst, läuft Gefahr, schneller wieder Hunger zu bekommen. Außerdem: Was passiert mit der anderen Hälfte, wenn Sie nicht die Mengen exakt zubereiten können? Lebensmittel sollten nicht verschwendet werden. Da die Gewohnheiten beibehalten werden, gibt es auch keinen Lerneffekt. ⬆ Denkbar einfachstes Prinzip, das sogar funktionieren könnte, wenn bei weniger Energieaufnahme die Sättigung stimmt. Wenn es funktioniert, kann diese Diät zu einem veränderten Essverhalten in Bezug auf die Menge und das Sättigungsgefühl führen. ➜!➜ Tatsächlich liegt diese Diät darin begründet, dass häufig schlicht zu viel gegessen wird. Eine »3/4-Variante« ist ebenfalls denkbar. In jedem Fall sollten Sie Ihre Nahrungsaufnahme in den ersten Wochen regelmäßig erfassen, um sich selbst zu kontrollieren und Ihre Nährstoffaufnahme zu beobachten.

Fit for Fun-Diät

Diät und Fun hören sich erst mal widersprüchlich an. Damit diese Kombination dennoch gelingt, orientiert sich dieses Konzept mal wieder am GLYX. Alles ist erlaubt, was einen niedrigen GLYX hat. Das bedeutet: geringer Kohlenhydratanteil, hoher Proteinanteil, Fett in Maßen und aus pflanzlichen Quellen. Am Tag werden fünf Mahlzeiten empfohlen. Außerdem setzt dieses Konzept auf begleitende Bewegung und Entspannungstechniken, die letztlich stressbedingten Hunger vermeiden sollen. ⬇ Zwar ist der GLYX nicht dazu geeignet, den Blutzuckeranstieg vorherzusagen, da ein Lebensmittel einzeln oder anders zubereitet sowie in Kombination mit anderen Lebensmitteln eine andere Reaktion hervorruft, doch man landet bei dieser Diät bei einer geringeren Energiedichte in den bevorzugten Lebensmitteln. ⬆ Die Lebensmittelauswahl bedingt eine kalorienreduzierte Kost, was die Gewichtsabnahme begünstigt. Durch die bewusste Auseinandersetzung mit den Lebensmitteln und die Zubereitung ist ein Lerneffekt vorhanden. Bewegung unterstützt zusätzlich genauso wie Entspannungsübungen. ❗ Dieses Konzept ist langfristig zum Abnehmen geeignet, auch um seine Ernährungsweise dauerhaft anzupassen.

Genuss ohne Reue
Das klingt zu gut, um wahr zu sein. Doch genau so heißt das Gruppenkonzept zum Abnehmen vom »Netzwerk gesunde Ernährung«. Hier wird unter Anleitung auf eine Vollwertkost umgestellt mit zusätzlicher Kalorienreduzierung und Rohkost an vereinzelten Tagen. Alle Lebensmittel sind erlaubt, vor allem nicht erhitztes Gemüse, Obst, Vollkornprodukte, wenig Fleisch und Fett. Bewegung ist ebenfalls Teil des Konzepts. ⬇ Wie bei allen Vollwertkostkonzepten sollte man keine größeren Verdauungsprobleme mit hoher Ballaststoffzufuhr haben. ⬆ Der hohe Faseranteil sättigt und regt die Verdauung an. Dadurch und durch die kalorienreduzierten Tage wird Gewicht abgebaut, wobei Bewegung natürlich unterstützend wirkt. Durch die vielfältige Lebensmittelauswahl und damit verbundene vielseitige Zubereitungen lernt man langfristig dazu und erforscht sein eigenes Ernährungsverhalten ganz genau. Die Möglichkeit, in der Gruppe teilzunehmen, schmälert die Rückfallrate. ❗ Klare Empfehlung.

Gewicht im Griff
Dieses Programm von der Verbraucherzentrale NRW ist mit dem DGE-Programm »Ich nehme ab« vergleichbar. Es findet in Gruppen statt und schreibt eine Kalorienbegrenzung für acht bis zehn Wochen vor. ⬇ Keine. ⬆ Siehe DGE-Programm »Ich nehme ab«. ❗ Empfehlung.

Ich bin dann mal schlank

Ich bin dann mal weg, ich bin dann mal schlank. Was sich so einfach anhört, wird bei diesem Konzept im Großen und Ganzen auch einfach gehalten. Proteinreiche Kost, möglichst wenig Fett und Kohlenhydrate. Das heißt mageres Fleisch und Fisch, fettarme Milch und Milchprodukte sowie Obst und Gemüse. Ansonsten Vollkornprodukte, die allerdings wegen ihres Kohlenhydratanteils nicht mehr am Abend gegessen werden sollen – Sie ahnen es, der »Insulin-Effekt«. Bei diesem Konzept soll nicht nur die Ernährung umgestellt, sondern zudem ein Programm zum Muskelaufbau durchgeführt werden. Letztlich soll der Energieumsatz gesteigert werden, da Muskeln bereits in Ruhe stoffwechselaktiver sind als Fettgewebe. Die Empfehlung, abends keine Kohlenhydrate zu verzehren, ist wissenschaftlich nicht begründet und macht es wieder mal unnötig kompliziert. Es ist zwar richtig, dass ein geringer Anstieg des Blutzuckers und eine entsprechend niedrigere Insulinantwort den Fettabbau fördern können, doch dabei ist es egal, zu welcher Uhrzeit dies passiert. Die grundsätzlich vielfältige Lebensmittelauswahl ist eine gute Sache. Durch vorrangig fett- und kohlenhydratarme Mahlzeiten sinkt die Kalorienaufnahme, was eine Gewichtsabnahme fördert. Die Kombination mit einem Krafttraining ist generell empfehlenswert und unterstützt zusätzlich beim Abnehmen sowie Gewichthalten. Ohne die tageszeitliche Beschränkung der Kohlenhydrataufnahme ist es ein insgesamt empfehlenswertes Konzept, das auch zur dauerhaften Ernährungsumstellung dienen kann.

Ich nehme ab

Dies ist das offizielle Programm von der Deutschen Gesellschaft für Ernährung, kurz DGE. Die Tagesgrundlage wird im Gegensatz zu vielen anderen Konzepten durch Kohlenhydrate geschaffen. Außerdem sollen über den Tag fünf Portionen Obst und Gemüse gegessen werden. Bei Fleisch ist maßhalten angesagt, Fisch gibt es maximal zweimal pro Woche. Der Proteinbedarf soll durch fettarme Milchprodukte gedeckt werden. Die tägliche Fettzufuhr ist auf zwei Esslöffel Pflanzenöl und zwei Esslöffel Butter begrenzt. Ein wichtiger Aspekt ist hier die Dauer der Anwendung: mindestens drei Monate oder länger. Die tägliche Kalorienaufnahme sollte möglichst 1300 Kilokalorien nicht überschreiten. Die Empfehlung, über den Tag mehrere Mahlzeiten und Zwischenmahlzeiten einzunehmen, sollte kein »Muss« sein, da es wissenschaftlich keinen Nachweis für eine bessere Verwertung oder bessere Sättigung gibt. Die individuellen Unterschiede sind hier möglicherweise groß. Jeder sollte also das richtige Maß für sich selbst finden. Durch die begrenzte Kalorienaufnahme kann eine Gewichtsreduktion erzielt werden. Mit der freien Lebensmittelauswahl und der langfristigen Auslegung des Programms ist in der Regel ein nachhaltiger Lerneffekt zu erwarten. Für eine langsame, aber stetige Gewichtsreduktion und eine langfristige Umstellung der Ernährungsweise ist dieses Programm gut geeignet.

Metabolic Balance

Mit der Metabolic-Balance-Diät soll der Stoffwechsel im Gleichgewicht gehalten werden. Drei Mahlzeiten täglich, die mit einem proteinreichen Lebensmittel wie Fleisch oder Fisch beginnen, werden um fettarme Beikost mit niedrigem glykämischem Index ergänzt. Die Auswahl erfolgt mittels einer Blutanalyse, deren Ergebnis in einen individuellen Ernährungsplan übersetzt wird, der fortlaufend durch einen Metabolic-Balance-Berater aktualisiert wird. Selbstverständlich ist dies kostenpflichtig. Die Berechnung der Ernährungspläne mittels Blutanalyse, immerhin werden über 200 Parameter gemessen, ist nicht transparent oder nachvollziehbar. Betriebsgeheimnis. Eine langfristige Ernährungsumstellung ist damit kaum möglich, da ein eigenständiger Lernprozess nur bedingt erfolgen kann. Die Auswahl von Lebensmitteln nach dem GLYX ist ebenfalls keine zuverlässige Größe, da sich der Blutzucker je nach Kombination und Zubereitungsart der Lebensmittel völlig anders verhalten kann. Obwohl der Speiseplan durch die aus der Blutwertanalyse »erlaubten« Lebensmittel nicht für größtmögliche Abwechslung sorgt, spart er Kalorien. Die meisten nehmen mit dieser Diät tatsächlich ab. Interessant ist, dass die Abbruchquote bei diesem Programm mit 38 Prozent relativ niedrig ist. Ein Grund könnte sein, dass jeder Ernährungsplan bares

Geld kostet, etwa 100 Euro, und in mehr oder weniger kurzen Abständen aktualisiert werden muss, da die Diät in unterschiedlichen Phasen mit jeweils anderen Empfehlungen abläuft. Immerhin können aufgrund der Blutanalysen vorhandene Mangelzustände erkannt werden. Prinzipiell ist es von Vorteil, dass eine begleitende Beratung erfolgt, auch wenn die Transparenz und das Prinzip hinter der Blutwertanalyse wissenschaftlich umstritten sind. Es gibt günstigere Möglichkeiten abzunehmen – mit einem langfristigen Lerneffekt. Langfristig ist es schwierig seine Ernährungsweise eigenständig umzustellen, da man von den kostenpflichtigen Ernährungsplänen abhängig ist. Wer das investierte Geld allerdings als Motivator sieht, dem ist damit geholfen.

Schwertfisch-Konzept

Das Schwertfisch-Konzept ist interessant, da eine Energieeinsparung von 250 Kilokalorien über die Ernährung sowie von weiteren 250 Kilokalorien über Bewegung fest vorgeschrieben sind. Ansonsten ist Mischkost angesagt. Das Ganze läuft über drei Monate. Wer aus irgendeinem Grund nicht in der Lage ist, das Bewegungsprogramm durchzuführen, für den ist diese Diät nichts. Die genaue Vorgabe bei der Kalorieneinsparung verlangt zudem etwas Aufwand in der Mahlzeitenplanung. Die ausgewogene Mischkost ermöglicht einen bunten Speiseplan mit viel Gemüse und Obst, sodass sich in Kombination mit Sport Gewicht abbauen lässt. Selber Kochen heißt auch, mehr über Lebensmittel und deren Zubereitung zu lernen. Die Gewichtsabnahme erfolgt langsam, somit besteht Aussicht auf einen Langzeiterfolg. Diese Diät lässt sich ebenfalls empfehlen – ohne Wenn und Aber.

Shred-Diät

Die Shred-Diät verspricht, innerhalb von zwei Woche eine oder zwei Kleidergrößen kleiner tragen zu können – ohne hungern zu müssen. Vor allem am Bauchumfang sollen zehn Zentimeter verloren gehen. Über den Tag verteilt gibt es vier kleine Mahlzeiten und drei Snacks. Diese müssen unbedingt eingehalten werden. Zwischen den Mahlzeiten sind immer drei bis vier Stunden Abstand einzuhalten, was stark an die Brigitte-Diät erinnert. Insgesamt sollen so maximal 1100 bis 1300 Kilokalorien aufgenommen werden. Durch die regelmäßige Mahlzeiteneinnahme sollen stärkere Schwankungen des Blutzuckerspiegels vermieden werden und somit die Wahrscheinlichkeit von Heißhungerattacken sinken. Zusätzlich werden 45 Minuten Bewegung täglich verordnet. Die Umstellung soll nach sechs Wochen weiter vorhalten. Der psychologische Trick der Diät ist, dass nur die, die sich streng an die Mahlzeitenempfehlung und das Bewegungsprogramm halten, erfolgreich sein werden. Wenn Sie nicht erfolgreich sind, haben Sie also offensichtlich etwas falsch gemacht. Auch wenn diese Diät aufgrund ihres Ursprungs in New York City einen kleinen Hype ausgelöst hat, sind einige Prinzipien wissenschaftlich nicht haltbar. Die Auswertung von Ernährungsprotokollen zeigt immer wieder, dass beispielsweise ein kräftiges Frühstück nicht jedermanns Sache ist, um Gewicht zu verlieren, weil dadurch nicht automatisch im restlichen Tagesverlauf weniger gegessen wird. Gleiches gilt für Snacks: Deren Energiegehalt addiert sich einfach zusätzlich zum Tagesverzehr, anstatt nach der Theorie des konstanten Blutzuckerspiegels einen möglichst guten Sättigungsgrad zu gewährleisten. Die an die Erfolgsgarantie geknüpften strikten Vorgaben können ihr Ziel erreichen oder auch nicht, das hängt stark von den einzelnen Personen ab. Die zeitlichen Abstände haben keine wissenschaftliche Begründung und verkomplizieren den Tagesablauf unnötig. Wie es nach dem Erreichen des Wunschgewichts weitergehen soll, bleibt unklar. Die sechs Wochen können tatsächlich minutiös mit der Anleitung zur Shred-Diät durchgezogen werden. Ein Abnehmeffekt müsste mit der Kalorienreduktion möglich sein. Rezepte und Anleitungen zur Bewegung sind dabei, es wird also zumindest praktische Erfahrung gesammelt. Falls die sechs Wochen nicht zum Wunschgewicht geführt haben: Wiederholen Sie einfach das Programm. Die Empfehlungen der Shred-Diät kombinieren verschiedene Denkansätze, die bereits einzeln nicht allgemein gültig sind. Durch viele erfolgreiche Beispiele von Anwendern wird es leider nicht besser, auch wenn dies durch aktives Marketing so dargestellt wird. Für eine kurzfristige Gewichtsreduktion mag diese

Diät zwar eher zu empfehlen sein als manche Low-Carb- oder Crash-Diät, langfristig bietet sie jedoch zu wenig Ansätze für eine eigenmotivierte Verhaltensänderung.

Stoffwechseldiät

Vor Stoffwechseldiäten kann man sich derzeit gar nicht mehr retten. Ob sie nun mehr oder weniger als 21 Tage dauern, ist dabei egal, der Stoffwechsel soll auf jeden Fall in Schwung kommen, indem in den verschiedenen Phasen der Diät nur die »erlaubten« Lebensmittel verzehrt werden. Zuerst kommt eine sogenannte Ladephase: Fressen, was geht, und viel, viel Wasser trinken, drei bis vier Liter am Tag. Das Essen soll möglichst fett und kalorisch sein. In der nächsten Phase, nennen wir sie Hungerphase, sollen je nach Variante bis zu 21 Tage lang maximal 500 Kilokalorien täglich verzehrt werden. Proteinquellen sollten nicht gemixt werden, also beispielsweise Steak und Ei nicht in einer Mahlzeit vorkommen. Gemüse ist erlaubt, wohingegen Milch, Alkohol, Kohlenhydrate und Fette verboten sind. Kommt jemandem dieses Konzept bekannt vor? Low Carb in einer der vielen Abwandlungen, nur mit mehr Schnickschnack drum herum. Hat man diese Tortur überstanden, darf man über drei oder mehr Tage wieder Schritt für Schritt verbotene Lebensmittel in den Speiseplan integrieren. Über etwa drei Wochen läuft diese Phase. Kohlenhydratreiche Lebensmittel sind immer noch verboten, nur Brot und Milch oder Milchprodukte sind wieder erlaubt. Nun kommt die letzte Phase, die über Erfolg oder Misserfolg entscheidet. Es liegt ganz bei Ihnen, ob Sie wieder dem inneren Schweinehund nachgeben oder sich mit eiserner Disziplin den angebotenen Rezept-Tipps der Stoffwechseldiäterfinder ergeben. Häufig werden noch Nahrungsergänzungsmittel angepriesen. Einige Anbieter empfehlen gar die Einnahme homöopathischer Mittel für ein »optimales Ergebnis«. ➋ Die extreme Kalorienbegrenzung über mehrere Wochen kann ein ernsthaftes Gesundheitsrisiko darstellen, gerade für schwangere und stillende Frauen sowie Menschen mit unerkannten Grunderkrankungen. Die Empfehlung von Nahrungsergänzungsmitteln mag zwar bei solch einer geringen Kalorienempfehlung Sinn machen, wäre allerdings nicht notwendig, wenn die Diät keinen Nährstoffmangel provozieren würde. Das Konzept überträgt die Verantwortung letztlich vollständig an den Ratsuchenden. Dabei ist davon auszugehen, dass bei den meisten der Jo-Jo-Effekt eintreten wird. Aber das bringt jedes Jahr neue Kunden … Der Lerneffekt ist gleich null. Die Einteilung der Diät in verschiedene Phasen und die vorgegebene Lebensmittelauswahl bieten generell eine gute Orientierung für die Anwender. Abnehmen lässt sich mit der krassen Energieeinschränkung natürlich auch, allerdings mit den genannten Nachteilen. Diese Diät birgt durch die starke Energierestriktion vor allem für Menschen mit unerkannten Grunderkrankungen ein großes Risiko. Da sich die Abnehmphase an einem Low-Carb-Konzept orientiert, gibt es viele Alternativen mit weniger Risiken und ohne unnötige Nahrungsergänzungen.

Typ-Diät
Bei der Typ-Diät kommt eine weitere bislang wissenschaftlich kaum belegbare Theorie ins Spiel. Um eine Orientierung zu bekommen, was man nun tun muss, damit die Kilos purzeln, wird anhand des Wesens und des Körperbaus einer von vier Diät-Typen auserkoren. Dazu wird eine Art psychologischer Test durchgeführt, der einem sagt, ob man eher der disziplinierte und weniger genussorientierte Mensch ist, der gelassene Typ ohne Gewissensbisse, der Genießertyp ohne Gewissensbisse oder der Powereater, der einfach isst, ohne nachzudenken. Körperlich lassen sich grazile, athletische, stabile und kurvige Typen unterscheiden. Für jeden Typ kann dann eine speziell abgestimmte Diät durchgeführt werden, die sich an der bevorzugten Lebensmittelauswahl, Bewegung und auch an Verhaltensmustern orientieren kann. Die Typenlehre ist in dieser Form nicht mit einem bestimmten Stoffwechsel zu verbinden und schon gar nicht mit einer darauf abgestimmten Diät. Damit lassen sich allerdings beliebig viele Abwandlungen für dieses Diätkonzept entwickeln, die am Ende nur noch mehr Diäten in den Diätdschungel bringen. Die Auseinandersetzung mit psychologischen Faktoren ist generell richtig. Die Fettverteilung spielt durchaus eine Rolle für bestimmte, durch die Ernährung mitbedingte Erkrankungen. Dennoch kommt es immer

noch auf eine generelle Energiereduktion der Mahlzeiten an, die in jedem Fall von der richtigen Lebensmittelauswahl abhängig ist. Allerdings ist diese nicht per se mit einem bestimmten Typ verbunden. ➧!➤ Die möglichen psychologischen Ursachen für Übergewicht sind nicht zu vernachlässigen, allerdings gibt es »Typ«-unabhängige Methoden mit besserem wissenschaftlichem Fundament. Bekannt sind bereits »Stress-Esser«, »Genießer« und »Nimmersatt«-Typen, die zu Übergewicht neigen und für die inzwischen verhaltenstherapeutische Ansätze entwickelt wurden.

Vollweib-Diät

Die persönliche Erfolgsstory der Schauspielerin Christine Neubauer hat den knackigen Namen »Vollweib-Diät« bekommen. Lust am Essen, wenig Fett sowie kaum Zucker, kein weißes Mehl und regelmäßige Bewegung – das ist der Plan. Außerdem soll ein authentisches Körpergefühl entwickelt werden. Passende Rezepte liefern die entsprechenden Kochbücher. ⬇ Wie so häufig wird zur Lebensmittelauswahl der glykämische Index herangezogen, der bekanntermaßen die Realität für kombinierte Mahlzeiten nicht abbilden kann. Elemente der Blutgruppen-Diät sind ebenfalls integriert, was zu unnötiger Komplexität führt. ⬆ Die Diät verbindet Ernährung mit Bewegung und psychischen Aspekten des Wohlbefindens, was immer ein Pluspunkt ist. Die Rezepte animieren zum selber Kochen, was der einzige Weg ist, um langfristig die eigene Ernährungskompetenz zu steigern. Die Auswahl der Lebensmittel nach dem glykämischen Index führt tendenziell zu einer weniger energiedichten Ernährungsweise, sodass mittelfristig eine Gewichtsreduktion möglich ist, die mit den erlernten Verhaltensweisen langfristig zu halten ist. ➧!➤ Die Vollweib-Diät ist im Prinzip ein Aufruf zu weniger Körperkult und mehr Selbstbewusstsein mit dem eigenen Körper, was bedeutet, diesen auf allen Wegen gesund zu erhalten. Obwohl einige Grundprinzipen dieser Diät nicht wissenschaftlich haltbar sind, können sie im Endeffekt eine gute Orientierung bieten. In diesem Sinne ist die Vollweib-Diät eher eine Umstellung hin zu einem gesundheitsorientierten Lebensstil. Mit ein paar Abstrichen empfehlenswert.

Weight Watchers

Fast jeder hat wohl schon mal von Weight Watchers gehört. Bei dieser Diät werden den Lebensmitteln je nach ihrer Energiedichte unterschiedlich viele Punkte zugeordnet. Gemüse hat zum Beispiel null Punkte, da es eine sehr niedrige Energiedichte aufweist. In den aktualisierten Programmen werden je nach Variante auch Aktivpunkte für Bewegung angerechnet. Insgesamt hat man pro Tag je nach Energiebedarf eine bestimmte Menge an Punkten zur Verfügung, die dann durch Aktivität oder Sport erweitert werden können. Orientierung liefern Produkt- und Lebensmitteltabellen, die inzwischen auch als App oder online genutzt werden können. Die Auswahl im Rahmen des persönlichen Punktelimits wird auf diese Weise erleichtert. Prinzipiell sind alle Lebensmittel erlaubt. Wahlweise kann man in Gruppen oder alleine teilnehmen. Das Energiedichteprinzip wird auch bei einigen anderen Konzepten verwendet, ohne dass eine Übersetzung in ein Punktesystem notwendig ist, das letztlich nur von Weight Watchers verwendet wird und keinen weitergehenden Lerneffekt hat. Die Kosten sind in einem gewissen Rahmen gerechtfertigt, allerdings werden zudem eigene Lebensmittelproduktlinien mit Punkteangabe angeboten, was den Lerneffekt gefährden und den Geldbeutel zusätzlich strapazieren kann. Über das Punktelimit liefert das Konzept eine einfache Orientierung. Dass alle Lebensmittel gegessen werden dürfen, ist ein klarer Vorteil. Zudem erleichtert vielen Menschen der persönliche Kontakt mit anderen Teilnehmern das Durchhalten. Dieses Programm ist eine nachweislich effektive Methode, um Gewicht zu reduzieren und eine grobe Orientierung für eine gesundheitsförderliche Lebensmittelauswahl zu bekommen. Wer damit erfolgreich ist, investiert die Kosten in der Regel gern.

XX-Well-Diät

Hierbei handelt es sich um einen Online-Coach von Gruner und Jahr, der mittels einiger Fragen zu Ernährungsgewohnheiten, Bewegung und Gesundheitszustand ein individuelles Programm ermittelt. Dieses liefert gemessen an dem berechneten Kalorienbedarf einen Ernährungsplan mit Rezepten sowie ein ergänzendes Bewegungsprogramm. Die Zusammenstellung der Ernährungspläne richtet sich nach den Empfehlungen der Deutschen Gesellschaft für Ernährung, ist also ausgewogen und vollwertig. Das Programm liefert neben den Plänen auch Motivations- und Erinnerungs-E-Mails. Wermutstropfen: Es ist kostenpflichtig. Wie bei anderen online-basierten Programmen beschränkt sich der persönliche Kontakt auf die Experten am Telefon oder per E-Mail. Es gibt aber eine Community zum Austausch von Erfahrungen. Mit der Kombination aus Bewegung und kalorienreduzierter Mischkost sind optimale Voraussetzungen für eine langfristige Gewichtreduktion gegeben. Mit den Rezepten wird ein Lerneffekt erzielt. Zudem kann man das Programm kostenfrei testen, um ein Gefühl dafür zu bekommen. Insgesamt ein sinnvoller Ansatz, der für alle zu empfehlen ist, die keinen Wert auf direkten persönlichen Kontakt legen. Inzwischen gibt es auch eine Vielzahl von Apps, die auf dem Smartphone einen ähnlichen Nutzen bieten.

Ernährungsweisen

Hier finden Sie eine Auswahl der gängigen Ernährungsweisen. Verfechter der jeweiligen Form versprechen neben der Gewichtsreduktion auch gerne, dass man das geringere Gewicht hält und dabei gesund lebt.

Clean Eating

Möglichst naturbelassene Lebensmittel werden frisch zubereitet – das liegt voll im Trend. Im Prinzip ist alles erlaubt, solange es nicht verarbeitet ist. Zum Beispiel sind raffinierter Zucker und Weißmehl sowie Weißmehlprodukte verboten. Vollkornmehl und Vollkornprodukte sind hingegen gern gesehen. So landet man bei einer Ernährungsweise mit viel Obst und Gemüse sowie Fleisch, Fisch, Hülsenfrüchten, Samen und Nüssen. Außerdem sollte viel Flüssigkeit zugeführt werden, drei bis vier Liter Mineralwasser am Tag sowie Tee und Kaffee in Maßen. Diese Ernährungsweise wird immer in Verbindung mit Bewegung vermarktet. In der als Low Carb ausgeprägten Variante von Clean Eating liefern die proteinreichen Lebensmittel für sich genommen nicht alle Nährstoffe in ausreichender Menge. Es sollte daher möglichst auf das gesamte Repertoire an möglichen Lebensmitteln zurückgegriffen werden. Die unverarbeiteten Lebensmittel haben einen hohen Ballaststoffanteil, weswegen man keinen empfindlichen Darm haben sollte. Mit pflanzlich dominierter Kost lässt sich eine Gewichtsreduktion erzielen, gerade in Kombination mit ausreichend Bewegung. Das Konzept zur Lebensmittelauswahl bietet eine einfache Orientierung. Da man sich über die Auswahl und Zubereitung selber Gedanken machen muss, lernt man auf Dauer viel dazu. Zudem ist die unverarbeitete Nahrung vollwertig. Früher hieß es Vollwerternährung, heute heißt es Clean Eating. Insgesamt kann diese Ernährungsweise also als echte Alternative betrachtet werden, vor allem, wenn sie mit ausreichend Bewegung kombiniert wird.

Flexitarismus

Flexitarier ist das neueste Lieblingswort der Hersteller veganer oder vegetarischer Fleischersatzprodukte. An sich wird damit nur zum Ausdruck gebracht, dass man regelmäßig fleischfreie oder von sonstigen tierischen Zutaten freie Tage oder Mahlzeiten in den Speiseplan einbaut. Ein Abnehm- oder Diätkonzept steckt eher nicht dahinter. Im Prinzip ist der Flexitarier das, was man die letzten 50 Jahre unter einer ausgewogenen Ernährung mit hohem Anteil an pflanzlichen Nahrungsmitteln und zwei- bis dreimal Fleisch pro Woche verstanden hat. Unterm Strich also nichts Neues, aber ein neues Wort, das sich besser vermarkten lässt als die viel langweiliger klingende »ausgewogene Ernährung«. Keine. Allerdings braucht man für eine flexitarische Ernährung nicht zwangsweise auf Ersatzprodukte umsteigen, es sei denn, man möchte es, weil es schmeckt und man sie gern verzehrt. Alle Vorteile einer ausgewogenen Ernährung nach den zehn Regeln der Deutschen Gesellschaft für Ernährung, die auch den Energiedichtegehalt der Lebensmittel berücksichtigt. Alleine zum Abnehmen ist eine ausgewogene Ernährung nicht geeignet, dazu muss tatsächlich eine Energiereduktion stattfinden. Jedoch ist eine ausgewogene und bewusste Ernährung auf Dauer gut geeignet, um das Gewicht zu halten. Die große Auswahl an Lebensmitteln bedeutet aber häufig auch große Verwirrung, was denn nun gesund ist. Ein einfacher Tipp aus der Vollwerternährung kann hier abhelfen: Verzehren Sie möglichst wenig bis gar keine verarbeiteten Lebensmittel, es sei denn, Sie können die Zutatenliste wirklich nachvollziehen, sozusagen als Selbsttest. Denn das bedeutet, selbst Mahlzeiten zu planen, selbst zuzubereiten und somit langfristig das eigene Ernährungswissen zu steigern.

Ökologische Ernährung

Diese Ernährungsweise orientiert sich an einem Nachhaltigkeitsgedanken, der ökologische, gesellschaftliche und ökonomische Aspekte berücksichtigt. Tiere sollten ein artgerechtes und tierwürdiges Leben führen können, auch wenn sie zum Zweck der menschlichen Ernährung aufgezogen werden. Es gelten beispielsweise andere gesetzliche

Vorschriften für den Einsatz von Antibiotika, die durchaus in Maßen eingesetzt werden dürfen, wenn es um das Leben und Wohl des Tieres geht. Pflanzliche Lebensmittel sollen ohne den Einsatz von Pestiziden und Mineraldünger erzeugt werden, um die Umweltbelastung wie auch die Auslaugung der Böden langfristig zu reduzieren. Die erzeugten Lebensmittel sollen den Landwirten und Herstellern als wirtschaftliche Existenzgrundlage dienen und daher den »wahren« Preis widerspiegeln, der im Vergleich zu konventionellen Lebensmitteln erforderlich ist, um diese weniger effiziente Art der Landwirtschaft zu ermöglichen. Mit dem offiziellen europäischen Bio-Siegel wurden gesetzliche Standards für ökologisch erzeugte Lebensmittel eingeführt. Manche Erzeuger gehen über diese Standards hinaus und verzichten zum Beispiel zudem auf bestimmte Düngemittel oder Zusatzstoffe in der Lebensmittelverarbeitung, die gesetzlich noch erlaubt wären. ⬇ Ökologische Lebensmittel sind im Vergleich zu konventionellen Produkten durchschnittlich etwas teurer. Nicht immer sind alle Lebensmittel in dieser Qualität verfügbar, weil die Anbauflächen zur Deckung der hohen Nachfrage in Deutschland und der Europäischen Union nicht ausreichend vorhanden sind. Das führt dazu, dass Bio-Lebensmittel aus dem nichteuropäischen Ausland importiert werden dürfen und müssen, wenn dort die gesetzlichen Bestimmungen der Europäischen Union zur Erzeugung dieser Lebensmittel eingehalten wurden. Neben dem ökologischen Aspekt tritt immer mehr die regionale Erzeugung in den Vordergrund, da die Kontrollen zur Einhaltung der Bestimmungen im Ausland durchaus andere Standards als Grundlage haben. 2015 wurde in Bayern daher das erste regionale Bio-Siegel durch die Europäische Union genehmigt. Ein weiterer, unverschuldeter Nachteil mancher ökologischen Lebensmittel ist, dass sie durchaus noch Belastungen mit Pestiziden und Antibiotika aufweisen können. Das liegt daran, dass diese Mittel in der konventionellen Landwirtschaft eingesetzt werden dürfen und durch Anreicherung in den Böden, in der Luft und im Wasser auch auf ökologische Erzeugerflächen getragen werden. ⬆ Eine ökologisch ausgerichtete Ernährungsweise unterstützt langfristig den Rückgang von Pestiziden und Antibiotika, die zwar zurzeit keine unmittelbare

Gefahr für den Menschen darstellen, sich aber dennoch langfristig auf das Ökosystem auswirken können. Obwohl zahlreiche Studien keinen besonderen ernährungsphysiologischen Mehrwert ökologischer Lebensmittel im Vergleich zu konventionellen Lebensmitteln darstellen, kann der langfristige gesundheitliche Nutzen in der Verminderung eben dieser Umweltbelastungen gesehen werden, genauso wie in verbesserten Haltungsbedingungen für Nutztiere. Ein real abgebildeter Preis für ökologische Lebensmittel führt außerdem dazu, dass landwirtschaftliche Betriebe eine Existenzgrundlage haben. Da sich durch das höhere Preisniveau auch eine andere Auswahl sowie ein gezielterer Umgang mit diesen Lebensmitteln ergeben, entsteht beim Verbraucher ein anderes Bewusstsein für die Wertigkeit von Lebensmitteln. Ob sich damit Gewicht reduzieren lässt, ist bislang nicht erwiesen. Allerdings ergibt sich allein durch die höheren Preise für Fleisch und Fleischwaren eine eher pflanzlich dominierte Kost, was durchaus zu einer insgesamt reduzierten Verzehrmenge und somit zu einer Energieeinsparung führen kann. Dies wiederum könnte eine Gewichtsreduktion begünstigen. Die ökologische Ernährung ist für eine langfristige Ernährungsumstellung in vielerlei Hinsicht geeignet und zu empfehlen, da sie sich nicht nur auf rein ernährungsphysiologische Ziele beschränkt. Wenn Ihnen das Tierwohl am Herzen liegt, Sie aber trotzdem nicht auf einen möglichst verantwortungsvollen Fleischgenuss verzichten wollen, können Sie hier fündig werden. Eine ausgewogene Ernährung mit ökologischen Lebensmitteln würde jährlich ungefähr 400 Euro mehr kosten. Das höhere Preisniveau lässt sich aber durch einen bewussteren Umgang mit Lebensmitteln ausgleichen, wenn man bedenkt, dass jeder Verbraucher jährlich etwa 300 Euro sparen könnte, wenn noch genießbare Lebensmittel nicht in den Abfall wandern würden.

Pudding-Vegetarismus

Man könnte behaupten, Pudding-Vegetarier seien die »faulsten« Vegetarier. Sie verzichten zwar bewusst auf tierische Produkte, ändern aber nichts an ihrem sonstigen Speiseplan, was häufig dazu führt, dass Snacks wie Chips und Süßigkeiten die entstehende Versorgungslücke füllen. Durch das Weglassen von tierischen Produkten alleine nimmt niemand ab und wird auch nicht gesünder. Erst recht nicht, wenn stattdessen hochkalorische Snacks mit wenig Nährstoffen verputzt werden. Insgesamt steigt das Risiko für Übergewicht und Nährstoffmangel, da man »leere« Kalorien zu sich nimmt. Es sind keine Vorteile in Sicht, selbst wenn man genau hinguckt. Diese Variante ist nicht zu empfehlen. Wer über die Ernährung zum Tierschutz beitragen möchte, sollte sich lieber am klassischen Vegetarismus orientieren oder, wenn Eier und Milch auf dem Speiseplan stehen dürfen, eine ökologisch ausgerichtete ovo-lakto-vegetarische Ernährung wählen, die ebenfalls den Tierschutz berücksichtigt.

Säure-Basen-Ernährung

Immer wieder macht die Theorie vom »übersäuerten« Körper die Runde. Säurebildende Lebensmittel, wie etwa Fleisch oder auch Milch, sollen dazu führen, dass sich der pH-Wert in unserem Körper so weit absenkt, dass wir krank werden. Folglich lässt sich mit der entsprechenden Ernährungsweise – und nicht selten teuren Nahrungsergänzungen – am besten gegen alle unschönen Dinge von Stress bis Krebs vorbeugen. Ob ein Lebensmittel eher sauer oder eher basisch ist, wird dabei durch die Ausscheidung von Säure über den Urin bestimmt. Diese Überprüfung muss man zum Glück nicht ständig machen, denn die entsprechenden Werte kann man in Tabellen und Büchern nachlesen und dann mit einem Säure-Basen-Rechner ausrechnen, was man essen darf. Dies führt letztlich meist zu einer pflanzlich dominierten Kost. Das Prinzip der Säure-Basen-Ernährung entbehrt nach der Mehrzahl der wissenschaftlichen Studien jeder Grundlage. Lediglich bei einigen wenigen Erkrankungen, wie zum Beispiel Gicht oder Nierensteinen, muss tatsächlich auf das Säure-Basen-Gleichgewicht geachtet werden. Schon bei kleinsten Veränderungen des pH-Wertes im Blut schalten sich beim gesunden Menschen die körpereigenen Puffersysteme ein, um Schlimmeres zu verhindern. Im Urin lässt sich dann tatsächlich mehr oder weniger Säure nachweisen, aber eben gerade deshalb, weil der Organismus diese bei einem Überschuss ausscheiden kann. Natürlich gibt es einige Studien, die die Heil- und Wunderwirkung dieser Ernährungsweise belegen sollen, allerdings wohl eher zu Marketingzwecken. Der um diese Theorie entstandene Nahrungsergänzungsmarkt unterstreicht nochmals, dass es wohl eher ums Geld geht als um eine tatsächliche Ernährungsweise. ⬆ Lässt man die Theorie vom übersäuerten Körper und den Nahrungsergänzungsquatsch weg, steigert sich bei dieser Ernährungsweise der Gemüse- und Obstanteil auf dem Speiseplan, was verbunden mit der geringeren Energiedichte auch zu einer Abnahme des Körpergewichts führen kann. Das wiederum kann dann mit einer Verbesserung anderer Erkrankungen oder Auffälligkeiten verbunden sein, die mit Übergewicht verbunden sind. Der Lerneffekt ist allerdings begrenzt, da man sich an den Säure-Basen-Tabellen orientiert und sich nicht wirklich mit den Inhaltsstoffen der jeweiligen Lebensmittel auseinandersetzt. ❗ Obwohl die Theorie hinter dieser Ernährungsweise wissenschaftlich nicht belegbar ist, bietet sie immerhin eine Orientierung, mit der sich eine Gewichtsreduktion erzielen oder das Gewicht halten lässt. Ansonsten gibt es aber Ernährungsweisen mit größerem Lerneffekt und Erfolgsaussichten. Eine ausgewogene, pflanzlich dominierte Ernährungsweise bringt die gleichen Vorteile mit sich und verursacht keine zusätzlichen Kosten für »basische« Nahrungsergänzungen.

Veganismus

Die vegane Ernährung zielt darauf ab, sämtliche tierischen Lebensmittel zu meiden sowie generell alle Produkte, die tierische Inhaltsstoffe enthalten können, was beispielsweise auf Kosmetika, Bekleidung, Schuhe und sogar Klebstoffe oder andere Substanzen des Alltags zutreffen kann. Dies liegt in der Ansicht begründet, dass Tiere als Lebewesen das Recht auf ein erfülltes, leidfreies und artgerechtes Leben haben. Das Prinzip ist denkbar einfach: Es geht um den strikten Verzicht auf tierische Lebensmittel. Somit stehen viel Gemüse, Obst, Hülsenfrüchte und Nüsse sowie Samen auf dem Speiseplan. Inzwischen gibt es auch eine breite Auswahl an pflanzlichen »Fleischalternativen« aus Soja, Quorn, Weizen- oder Erbsenprotein. ⬇ Ohne einen gewissen Anteil tierischer Lebensmittel, insbesondere in Form von Fleisch, besteht die Gefahr eines Mangels an Vitamin B12, welches für die Nervenfunktion von Bedeutung ist. Teilweise enthalten fermentierte Lebensmittel wie Sauerkraut oder andere vergorene Pflanzenprodukte bakterielles Vitamin B12, das jedoch in seiner Wirkung eingeschränkt ist. Allerdings müssten dazu relativ große Mengen aufgenommen werden, um auf eine ausreichende Zufuhr zu kommen. Da die vegane Ernährung eine besondere Auswahl an und Kenntnis von Lebensmitteln erfordert, kann es zusätzlich durch mangelndes Wissen zu Engpässen bei der Versorgung mit hochwertigem Protein, Eisen, Zink und anderen B-Vitaminen kommen. Die intensive Auseinandersetzung mit Lebensmitteln und ernährungsphysiologischen Grundlagen ist also ein Muss, wenn man sich für diese Ernährungsweise entscheiden möchte. Obwohl die Auswahl an veganen Produkten im Lebensmitteleinzelhandel stark angestiegen ist, sind diese Produkte dennoch nicht immer ideal im Sinne einer energiereduzierten Kost, da sie, um den gewohnten Geschmack zu vermitteln, nicht auf Zutaten wie Zucker, Fett, Bindemittel und Geschmacksstoffe verzichten können. Durch den hohen Gemüseanteil in der Ernährung ist die Energiezufuhr im Durchschnitt deutlich geringer als bei Nicht-Veganern. Allerdings ernähren sich Nicht-Veganer, was den Zucker-, Fett- und Fleisch- sowie Wurstverzehr angeht, auch nicht immer den Empfehlungen entsprechend. Durch das schlichte Weglassen der tierischen Lebensmittel lässt sich somit durchaus eine Gewichtsreduktion erzielen. Zudem zeigen sich in verschiedenen Studien bei einer Umstellung auf eine vegane Ernährung positive Effekte auf das Herz-Kreislauf-System, Bluthochdruck, die Blutfettwerte, den Blutzucker und Diabetes sowie manche Krebserkrankungen. Dies ist allerdings auch durch einen insgesamt bewussteren Lebensstil begründet, der vielfach mit der veganen Ernährung und Denkweise einhergeht. Alleine die Vermeidung von Übergewicht hat einen positiven Effekt auf die genannten Erkrankungen und Blutmarker. Diese Ernährungsweise ist für alle Menschen geeignet, die aus ethischen Gründen starke Vorbehalte gegenüber der Aufzucht von Tieren zum Zweck der menschlichen Ernährung haben. Häufig wird die vegane Ernährung aber wegen der genannten gesundheitlichen Effekte als überlegen herausgestellt. Dabei geht es allerdings eher um eine moralische Überlegenheit, die die Gesundheit fördern soll. Auch was die ökologischen Effekte angeht, wird diese Ernährungsweise gerne als die Lösung des Klimawandels propagiert, insbesondere, weil der Anteil der Landwirtschaft an den Kohlendioxidemissionen größer sei als der des gesamten Straßenverkehrs. Diese Verzerrung der Tatsachen lässt außer Acht, dass selbstverständlich weiterhin Emissionen der Landwirtschaft existieren würden, wenn die Tierbestände zurückgingen. 20 bis 30 Prozent der weltweiten Methangasemissionen stammen beispielsweise aus dem Reisanbau. Dieses Gas ist etwa 30-mal klimawirksamer als Kohlendioxid. Es gibt durchaus Wege, sich gesünder zu ernähren und die fast schon notwendige Einnahme von Nahrungsergänzungsmitteln zu umgehen, als den Veganismus. Auch der Anteil der landwirtschaftlich bedingten Klimagase lässt sich schon durch einen geringeren Fleischkonsum reduzieren. Auf null werden sich die Klimagase aber niemals senken lassen, solange wir Nahrung brauchen. Weniger Flugreisen und weniger Fahrten mit dem Auto wären deutlich effektiver.

Vegetarismus

Der Vegetarismus erlaubt durchaus tierische Lebensmittel, zum Beispiel Milch, Eier, Fisch und Honig. Man spricht dann von Laktovegetariern (Milch ist erlaubt), Ovo-lakto-Vegetariern (Eier und Milch sind erlaubt) oder Pesco-Vegetariern (Fisch ist erlaubt). Nur Fleisch von Säugetieren und Geflügel ist in jedem Fall tabu. Der Vegetarismus setzt sich weniger die Erlangung von menschengleichen Tierrechten zum Ziel als vielmehr wesentliche Aspekte des Tierschutzes an sich. Tiere sollen nicht notwendigerweise sterben müssen, um zur Ernährung des Menschen beizutragen, was nicht heißt, dass deren Milch, Eier oder Honig nicht genossen werden dürfen. Nur sollten die Tiere dafür möglichst artgerecht gehalten werden. ⬇ Im Prinzip besteht das Risiko für einen Mangel bei Nährstoffen wie Vitamin B12 und Eisen, allerdings ist die Wahrscheinlichkeit dafür deutlich geringer, wenn Milch, Eier und gelegentlich Fisch verzehrt werden und zudem Hülsenfrüchte auf dem Speiseplan stehen. ⬆ Viel

Gemüse und Obst bedeuten weniger energiedichte Nahrung, was eine Gewichtsreduktion möglich macht. Um einen abwechslungsreichen Speiseplan zusammenzustellen, ist es notwendig, sich mit der Lebensmittelauswahl, den Nährstoffen und der Zubereitung intensiv auseinanderzusetzen, was einen langfristigen Lerneffekt in Bezug auf die Ernährung bedeutet. Die Zusammenstellung von Mahlzeiten fällt zudem leichter als bei der veganen Ernährung, weil nicht sämtliche tierischen Produkte vermieden werden. Die positiven gesundheitlichen Effekte der veganen Ernährung lassen sich mit einer vegetarischen Ernährung in ihren verschiedenen Ausprägungen ebenfalls erreichen (Besserung von Herz-Kreislauf-Erkrankungen sowie Bluthochdruck, Diabetes, verschiedene Krebserkrankungen). Der Vegetarismus kann für Menschen, die den Tierschutz in der Nutztierhaltung in den Fokus stellen, eine ideale Kombination aus gesundheitsförderlicher Ernährung und ethischem Anspruch darstellen und ist gegenüber der extremen Form des Veganismus gerade für Menschen mit weniger Kenntnissen über Ernährungsphysiologie und Lebensmittel zu empfehlen. Auch was die ökologischen Auswirkungen angeht, stellt der Vegetarismus mit der Vermeidung von Fleisch auf dem Speiseplan eine Ernährungsweise dar, die Ressourcen und klimawirksame Gase deutlicher reduziert als eine ausgewogene Ernährungsweise, die Fleisch und Fleischprodukte enthält.

Vollwerternährung

Die Vollwerternährung orientiert sich wie auch das Clean Eating an unverarbeiteten Lebensmitteln. Diese werden als vollwertig bezeichnet, da der Nährstoffgehalt verarbeiteter Lebensmittel durch die Verarbeitungsprozesse teils stark reduziert wird. Es sind generell alle Lebensmittelgruppen erlaubt, und es existieren darüber hinaus keine größeren Einschränkungen, was Zeitpunkt oder Menge des Verzehrs angeht. Vollwertige pflanzliche Lebensmittel weisen einen höheren Ballaststoffgehalt auf, der nicht für jedermann verträglich ist. Man sollte es daher nicht übertreiben, wenn die Verdauung Probleme bereitet. Durch die Auswahl unverarbeiteter Lebensmittel findet sich pflanzliche Nahrung mit niedriger Energiedichte auf dem Speiseplan wieder. Durch den hohen Ballaststoffgehalt ist eine gute Sättigung zu erreichen, was insgesamt zu einer geringeren Energieaufnahme führen und so die Gewichtsreduktion unterstützen kann. Da die unverarbeiteten Lebensmittel selbst zubereitet werden müssen und eine ausgewogene Ernährungsweise empfohlen ist, lernt man langfristig viel dazu. Auch diese Ernährungsweise ist empfehlenswert. Für Menschen mit Unverträglichkeiten gegen Weizenprotein oder Gluten ist sie allerdings kaum durchführbar.

Volumetrics

Volumetrics nutzt die Energiedichte von Lebensmitteln als Orientierungsgröße und bezieht somit Kalorien aus Fett, Kohlenhydraten und Proteinen mit ein. Gemüse und Obst sind zu bevorzugen, genauso wie mageres Fleisch, Milch und Milchprodukte. Abends werden weniger Kohlenhydrate empfohlen, was einen hohen Insulinspiegel vermeiden und die Fettverbrennung ankurbeln soll. Die durch größere Mengen Gemüse und Protein erreichte Sättigung soll Heißhungerattacken vermeiden. Zum Abnehmen lautet die Empfehlung, die Energiezufuhr auf 1300 Kilokalorien am Tag zu begrenzen, sich ansonsten aber am persönlichen Tagesenergieumsatz zu orientieren. Mehr Fettverbrennung durch weniger Kohlenhydrate am Abend ist wissenschaftlich nicht belegt und macht die Diät nur unnötig kompliziert. Durch die größeren Mengen an Gemüse wird der Magen gedehnt, was ein Sättigungsfaktor ist. Das Energiedichte-Prinzip lässt eine große Auswahl zu und verlangt dennoch, sich auf Basis der Energiedichte mit den Lebensmitteln auseinanderzusetzen. Ein langfristiger Lerneffekt ist somit möglich. Wie sämtliche Programme, die sich an der Energiedichte der Lebensmittel orientieren, eignet sich die »Volumetrics«-Variante sowohl zum Abnehmen als auch für eine langfristige Umstellung der Ernährung.

MUSS MAN ZUM ABNEHMEN HUNGERN?

Viele Konzepte zur Gewichtsreduktion nutzen tatsächlich körperliche Reaktionen, mit denen Mutter Natur uns ausgestattet hat, um in knappen Zeiten zumindest eine Weile überleben zu können. Richtig zu hungern ist allerdings nicht gerade angenehm, daher wird bei Diäten eine eher abgeschwächte Form provoziert. Insbesondere bei Low-Carb-Diäten und der extremen Atkins-Diät werden durch das Weglassen von Kohlenhydraten im größeren Umfang Fettreserven für die Energiegewinnung herangezogen. Die Gewichtsreduktion tritt ein. Wird allerdings neben Kohlenhydraten auch noch die Fettzufuhr stark eingeschränkt, beginnt der Körper, Proteine für die Energiegewinnung heranzuziehen. Dieser als Hungerstoffwechsel oder ketogener Stoffwechsel bezeichnete Mechanismus ist für kurze Zeit eine natürliche Reaktion, führt aber langfristig zur Schädigung bestimmter Organe. Zudem neigt der Körper dazu, wenn er nach einer Phase des Hungerstoffwechsels wieder genügend Nährstoffe erhält, erst recht Reserven anzulegen. Der Körper rüstet sich für die nächste Dürre. Deshalb nehmen viele Menschen nach einer Diät stark zu. Den Körper auf diese Weise zum Abnehmen zu zwingen, kann also nicht Sinn einer längerfristigen Gewichtsabnahme sein. Die meisten Low-Carb-Konzepte sind daher auch weniger einseitig ausgelegt als die Atkins-Diät.

Kurzfristig, sozusagen für den kleinen »Hungereffekt«, wird bei vielen Konzepten empfohlen, am Abend auf Kohlenhydrate zu verzichten. Das soll die Fettverbrennung über Nacht ankurbeln und so die Pfunde quasi im Schlaf schmelzen lassen. Richtig ist, dass durch weniger Kohlenhydrate weniger Insulin ausgeschüttet wird und ein hoher Insulinspiegel den Fettabbau verhindert. Der Insulinspiegel schwankt jedoch täglich im Zuge der Nahrungsaufnahme unabhängig davon, ob am Abend auf Kohlenhydrate verzichtet wird. Dieser als »Insulin-Effekt« oder »Hungereffekt« für die Nacht bezeichnete Aspekt mancher Diäten ist also zu vernachlässigen und macht den Diätplan nur unnötig kompliziert.

Ernährungsweisen und Diäten im Überblick

Laut einer großen Umfrage der Techniker Krankenkasse aus dem Jahr 2013 hat die Hälfte aller Frauen schon mal eine Diät gemacht und immerhin ein Viertel aller Männer. Ein Drittel der Frauen sind Wiederholungstäter, aber nur etwa zwölf Prozent der Männer. Dabei fühlten sich über 80 Prozent der Befragten zu dick. Ein Großteil der Normalgewichtigen hält eine Diät für angebracht, während von den stark Übergewichtigen gerade mal die Hälfte eine Diät gemacht hat. Verkehrte Welt also, doch mit den Normalgewichtigen und leicht Übergewichtigen lässt sich offensichtlich jedes Jahr genug Geld verdienen, sonst wären die Regale der Apotheken und Drogeriemärkte wohl nicht voll mit Diätdrinks. Buchhandlungen würden nicht jedes Jahr aufs Neue die »besten« Diätratgeber verkaufen.

Der Grund für den nicht abreißenden Bedarf an Diäten dürfte laut Umfrage wohl der »innere Schweinehund« sein, der den Durchhaltewillen irgendwann bricht. Das sagten immerhin 64 Prozent der Befragten, die schon eine Diät gemacht hatten. An zweiter Stelle kam bereits, dass es einfach zu aufwendig oder zu anstrengend ist, eine Diät zu halten. Die Top 10 der häufigsten Diäten führte übrigens »FdH« deutlich an, während Punktezählen à la Weight Watchers & Co., Mono-Diäten wie die Kohlsuppen- oder die Ananas-Diät, schlichter Verzicht auf Süßes, Trennkost und Formula-Diäten etwa gleichauf folgten. Die letzten vier Ränge teilten sich mehr oder weniger gleichwertig: kalorienbilanzierte Diäten, Fasten, Low Carb und die Brigitte-Diät. Seit kurzer Zeit sind sogenannte »Gen-Diäten« auf dem Markt. Die Hoffnung, einen möglichst individuellen Abnehmplan zu bekommen, wird allerdings schnell enttäuscht. Nach jetzigem Stand ist eine persönliche Ernährungsberatung die effektivste Methode der Gewichtsreduktion. Zudem sollte man sich überlegen, ob man seine Gen-Informationen in die Hände Dritter geben möchte.

Ein überwiegender Teil dieser Konzepte kann keinen langfristigen Erfolg versprechen. Im Folgenden finden Sie zur besseren Übersichtlichkeit nochmals sämtliche zuvor beschriebenen Ernährungsweisen und Diäten im Überblick. Es wurden für die Gewichtsreduktion drei Kriterien angelegt:

- *Kurzfristiger Gewichtsverlust ist möglich* – zwischen zwei Wochen und bis zu zwei Monaten kann man Gewicht reduzieren. Pro Woche können es 0,5 Kilogramm oder mehr sein, je nach Diätkonzept bzw. manchmal auch nur Diätversprechen. Studien zeigen: Teilnehmer, die zu Beginn viel Gewicht reduzieren, können das Erreichte länger halten, allerdings nur bei einer dauerhaften Ernährungsumstellung.

- *Langfristiger Gewichtsverlust ist möglich* – das bedeutet, man kann zwar schon zu Beginn Gewicht verlieren, die anvisierte Gewichtsreduktion ergibt sich jedoch erst über einen Zeitraum von mehr als zwei Monaten bis hin zu einem halben Jahr oder sogar noch länger. Je höher das Ausgangsgewicht, desto schneller können zu Beginn die Kilos purzeln. Danach wird es mit kurzfristig und einseitig ausgelegten Diäten allerdings schwierig durchzuhalten und vor allem das Erreichte zu halten.

- *Ist die Ernährungsweise oder Diät langfristig sinnvoll bzw. nützlich* – hiermit ist gemeint, dass mit der Diät oder Ernährungsweise das erreichte Körpergewicht auch möglichst lange gehalten werden kann. Bewegung ist Bestandteil des Programms und nicht per se der Einsatz von Nahrungsergänzungen oder anderen Produkten erforderlich. Zudem wird Ernährungswissen erworben.

Ziel sollte immer eine langfristige Gewichtsreduktion kombiniert mit einer dauerhaften Ernährungsumstellung sein. Wichtiger als nur Gewicht zu verlieren, ist die Entwicklung objektiver Gesundheitsmerkmale (dazu mehr in Teil 2).

DIÄTEN

Fasten, Kuren und Formula-Diäten	Kurzfristig Gewicht verlieren?	Langfristig Gewicht verlieren?	Lerneffekt für eine dauerhafte Umstellung?
5:2-DIÄT	**Ja**	**Ja**	Nein
DETOX-ERNÄHRUNG	**Ja**	Nein	Nein
FORMULA-DIÄT: OPTIFAST 52	**Ja**	**Ja**	**Ja**
FORMULA-DIÄT: 3D-DIÄT (LAGERFELD-DIÄT)	**Ja**	Nein	Nein
FORMULA-DIÄT: BCM	**Ja**	Nein	Nein
FORMULA-DIÄT: DR. MARKERT	**Ja**	Nein	Nein
FORMULA-DIÄT: STRUNZ-DIÄT	**Ja**	**Ja**	**Ja**
FORMULA-DIÄT: TREFFPUNKT WUNSCHGEWICHT	**Ja**	**Ja**	**Ja**
MAYR-KUR	**Ja**	Nein	Nein
MODIFIZIERTES FASTEN	**Ja**	Nein	Nein
NULLDIÄT	**Ja**	Nein	Nein
ONE-DAY-DIÄT	Nein	Nein	Nein
SAFTFASTEN FÜR GESUNDE	**Ja**	Nein	Nein
SCHALTTAGE-DIÄT	Nein	**Ja**	Nein

Mono-Diäten	Kurzfristig Gewicht verlieren?	Langfristig Gewicht verlieren?	Lerneffekt für eine dauerhafte Umstellung?
KOHLSUPPEN-DIÄT	**Ja**	**Ja**	Nein
7-TAGE-KÖRNER-KUR	**Ja**	Nein	Nein
ANANAS-DIÄT	**Ja**	**Ja**	**Ja**
REIS-DIÄT	**Ja**	Nein	Nein
EIER-DIÄT	**Ja**	Nein	Nein

Low Carb und Low Fat	Kurzfristig Gewicht verlieren?	Langfristig Gewicht verlieren?	Lerneffekt für eine dauerhafte Umstellung?
ATKINS-DIÄT	**Ja**	Nein	Nein
BULLET-PROOF-DIÄT	**Ja**	**Ja**	Nein
DIE NEUE GLYX-DIÄT	**Ja**	**Ja**	**Ja**
DUKAN-DIÄT	**Ja**	Nein	Nein
FRICKER-DIÄT	**Ja**	Nein	Nein
HOLLYWOOD-STAR-DIÄT	**Ja**	Nein	Nein
IDEAL-DIÄT	**Ja**	**Ja**	**Ja**
LOGI-METHODE	**Ja**	**Ja**	**Ja**
LOW FAT 30 (LOW FAT)	**Ja**	**Ja**	Nein
MAYO-DIÄT	**Ja**	Nein	Nein
MONTIGNAC-DIÄT	**Ja**	Nein	Nein
ORNISCH-DIÄT (LOW FAT)	**Ja**	**Ja**	**Ja**
PALÄO- ODER STEINZEIT-DIÄT	**Ja**	**Ja**	Nein
PFUNDSFIT (LOW FAT)	**Ja**	**Ja**	**Ja**
PRITKIN-DIÄT (LOW FAT)	**Ja**	Nein	Nein
SCARSDALE	**Ja**	Nein	Nein
SCHROTH-KUR (LOW FAT)	**Ja**	Nein	Nein
SOUTH-BEACH-DIÄT (SBD)	**Ja**	Nein	Nein
SUSAN-POWTER-DIÄT (LOW FAT)	**Ja**	**Ja**	**Ja**

Trennkost	Kurzfristig Gewicht verlieren?	Langfristig Gewicht verlieren?	Lerneffekt für eine dauerhafte Umstellung?
FIT FOR LIFE	**Ja**	Nein	Nein
HAY'SCHE TRENNKOST	**Ja**	Nein	Nein
INSULIN-TRENNKOST	**Ja**	Nein	Nein
KFZ-DIÄT (FACTS DIET)	**Ja**	Nein	Nein
SCHLANK IM SCHLAF	**Ja**	Nein	Nein
TRENNKOST NACH SUMM	**Ja**	Nein	Nein

Dauerhafte Ernährungsumstellung	Kurzfristig Gewicht verlieren?	Langfristig Gewicht verlieren?	Lerneffekt für eine dauerhafte Umstellung?
ABNEHMEN MIT GENUSS (ONLINE)	**Ja***	**Ja**	**Ja**
ABNEHMEN MIT VERNUNFT	**Ja***	**Ja**	**Ja**
APFELESSIG-DIÄT	**Ja***	**Ja**	**Ja**
AYURVEDA-DIÄT	**Ja***	**Ja**	**Ja**
BRIGITTE-DIÄT	**Ja***	**Ja**	**Ja**
BLUTGRUPPEN-DIÄT	**Ja***	Nein	Nein
CHIP-LISTE	**Ja***	**Ja**	Nein
DIE MITTELMEER-DIÄT	**Ja***	**Ja**	**Ja**
DIE NEBENBEI-DIÄT	**Ja***	**Ja**	**Ja**
FDH – FRISS DIE HÄLFTE	**Ja***	Nein	Nein
FIT-FOR-FUN-DIÄT	**Ja***	**Ja**	**Ja**
GENUSS OHNE REUE	**Ja***	**Ja**	**Ja**
GEWICHT IM GRIFF	**Ja***	**Ja**	**Ja**
ICH BIN DANN MAL SCHLANK	**Ja***	**Ja**	**Ja**
ICH NEHME AB	**Ja***	**Ja**	**Ja**
METABOLIC BALANCE	**Ja***	**Ja**	Nein
SCHWERTFISCH-KONZEPT	**Ja***	**Ja**	**Ja**
SHRED-DIÄT	**Ja***	Nein	Nein
STOFFWECHSELDIÄT	**Ja***	Nein	Nein
TYP-DIÄT	**Ja***	Nein	Nein
VOLLWEIB-DIÄT	**Ja***	**Ja**	**Ja**
WEIGHT WATCHERS	**Ja***	**Ja**	**Ja**
XX-WELL-DIÄT	**Ja***	**Ja**	**Ja**

* Der kurzfristige Gewichtsverlust ist möglich, aber geringer als bei anderen Diäten.

ERNÄHRUNGSWEISEN

* bei bewusst reduzierter Energiezufuhr	Kurzfristig Gewicht verlieren?	Langfristig Gewicht verlieren?	Ernährungsweise längerfristig möglich/ sinnvoll?
CLEAN EATING	Nein	**Ja***	**Ja**
FLEXITARISMUS (ausgewogene Ernährung)	Nein	**Ja***	**Ja**
ÖKOLOGISCHE ERNÄHRUNG	Nein	**Ja***	**Ja**
PUDDING-VEGETARISMUS	Nein	Nein	Nein
SÄURE-BASEN-ERNÄHRUNG	Nein	**Ja***	**Ja**
VEGANISMUS	Nein	**Ja***	Nein
VEGETARISMUS	Nein	**Ja***	**Ja**
VOLLWERTERNÄHRUNG	Nein	**Ja***	**Ja**
VOLUMETRICS	Nein	**Ja***	**Ja**

TEIL 2

Warum Check-ups mehr aussagen als Vorher-Nachher-Bilder

In Deutschland und vielen anderen Ländern der Welt haben wir ein dickes Problem: Übergewicht und Diabetes. Damit verbunden sind unschöne Konsequenzen wie Bluthochdruck und kardiovaskuläre Erkrankungen. Bewegung kommt viel zu kurz. Auf der anderen Seite wird uns von einer Gesundheitsmaschinerie ein schier unüberschaubares Angebot an Ernährungs- und Fitnessprogrammen angeboten, um des Problems Herr zu werden. Nicht alles davon ist auf Langfristigkeit angelegt. Auch die Anzahl der Menschen, die in Fitnessstudios gegen die Kilos und den Bewegungsmangel ankämpfen, ist laut der Deutschen Hochschule für Prävention und Gesundheitsmanagement in den letzten zehn Jahren mit jedem Jahr angestiegen. Im Jahr 2015 waren es 9,5 Millionen Menschen, und die Fahnenspitze ist noch nicht erreicht, der Markt boomt weiter. Deutschland liegt damit übrigens hinter Großbritannien auf Platz zwei in Europa, wo die Gegensätze zwischen Gesundheitsrealität und Wunschdenken nicht größer sein könnten. Immerhin wechseln wir uns mit den Briten ab, wenn es um die Spitzenposition bei der Häufigkeit von Adipositas und Übergewicht in Europa geht. Offensichtlich gehen nicht nur in Deutschland sämtliche Bemühungen, das Problem zu lösen, zu einem guten Teil daran vorbei. Und dennoch gibt es ein paar einfache Dinge, die jeder für sich tun kann.

Zunächst soll es darum gehen, ein paar einfache Kennwerte für Ihre Gesundheit nutzen zu lernen, die Sie mit einer einfachen Untersuchung bei Ihrem Arzt erfahren können. Hier zieht der schon etwas abgenutzte Vergleich mit dem Auto: So, wie Sie die Leistungsfähigkeit und sichere Funktionsweise Ihres Autos regelmäßig überprüfen lassen, sollten Sie auch Ihre »Maschine« immer mal checken lassen. Ein paar digitale Helferlein und Wearables können zusätzlich motivieren und liefern ausreichend genaues Feedback, um im Alltag etwas Orientierung zu schaffen. Doch vorher noch ein paar Worte von Mensch zu Mensch.

Kurz zu mir

In diesem Teil des Buches werden Sie die wichtigsten Kennzahlen für Ihre Gesundheit erfahren, mit denen Sie rechtzeitig erkennen, ob Sie ein paar Dinge in Ihrem Leben ändern sollten. Das Besondere daran: Es sind meine persönlichen Gesundheitsdaten der letzten zehn Jahre, also keine unpersönlichen Statistiken.

Nein, es ist nicht normal, dass man über einen so langen Zeitraum derart umfangreiche Daten zu einer Person hat. Es hat sich eben einfach so ergeben, eine Art Selbstexperiment könnte man sagen. Ich glaube, dass es mehr bringt, Ihnen echte Zahlen zu zeigen als Vorher-Nachher-Bilder. Ich glaube auch, dass Sie sehen werden, dass diese Daten kein absolutes Urteil über die Gesundheit zulassen, aber eine gute Orientierung liefern können. Darüber hinaus werden Sie sehen, dass kein strenges Ernährungsdogma notwendig ist, Sie aber mit ausreichend Bewegung bereits sehr viel für Ihre Gesundheit tun können.

Ich wurde 1980 geboren und habe seit dem Kleinkindalter Verschiedenes gehabt: Asthma, eine Wirbelsäulendeformation (Skoliose) und in der Pubertät eine weitere Wirbelsäulenentwicklungsstörung mit dem damals für mich ulkig klingenden Namen Morbus Scheuermann. An dieser Stelle würde ein tolles Erweckungserlebnis gut passen, am besten, wann und wie es mir gelungen ist, durch streng vegane Ernährung mein Asthma loszuwerden. Doch genau an dieser Stelle möchte ich Ihnen mitteilen: Es gab dieses Erweckungserlebnis nicht. Ich habe auf Anraten meines Lungenfacharztes angefangen, Sport zu treiben. Das hat mit Fußball in der D-Jugend angefangen und zieht sich mit regelmäßigem Joggen und anderen ausdauerorientierten Sportarten bis heute durch. Für den Rücken bin ich schon als Kind bei der Krankengymnastik gewesen und habe dann mit 16 Jahren ein gesundheitsorientiertes Krafttraining begonnen, was das Beste war, das ich machen konnte, um die Schmerzen loszuwerden. Das alles ist kein Leistungssport. Mir geht es um einen physischen und psychischen Ausgleich, ich möchte gesund bleiben und eine gute Alltagsfitness halten. Ich will nicht beim Einkaufstütenschleppen oder beim

Sprint zum Bus bereits Herzrasen spüren. Jetzt nicht und in 30 Jahren auch nicht.

Wenn ich nicht joggen gehe, erreiche ich mit meinem Bürojob höchstens die Hälfte der empfohlenen 10 000 Schritte am Tag. Sitzen ist das neue Rauchen, sagen viele.

Was ist nun mit der Ernährung? Ich habe mich schon in der Jugend während meiner aktiven Sportzeit mit Ernährung auseinandergesetzt, habe selbst geschrotetes Haferflockenmüsli mit der Körnerpresse meiner Mutter ausprobiert, Rohkost gegessen und mir auch mal eine Zeit lang Proteinpulver von einem Klassenkameraden aufschwatzen lassen. Wegen einer Kniesehnenentzündung hatte mir der Arzt damals ein Nahrungsergänzungsmittel verschrieben, ein Multipräparat. Ob es geholfen hat, kann ich nicht sagen. Ich habe dran geglaubt, also half es. Meine Mutter hat immer liebevoll und lecker gekocht. Dabei haben wir uns quer durch alle Küchen und Ernährungsweisen gegessen. Süßigkeiten waren nicht tabu. Der Schoko-Weihnachtsmann hat bei mir nie das neue Jahr erlebt. Bei Geburtstagen bei Oma Else gab es viel Kuchen, den die Erwachsenen nicht mehr geschafft haben, was umso besser für mich war, auch wenn es sicher manchmal etwas maßlos zuging. Ich gebe es ja zu.

In Zeiten, in denen ich viel Training und viele Wettkämpfe hatte, hat mein Körper förmlich nach Zucker geschrien. Im Urlaub und während der Saisonpausen hingegen weniger. Ich habe schon früh angefangen, Bücher über Sporternährung zu lesen. Erst die populärwissenschaftlichen von Konopka & Co. und später an der Universität, wo ich Ernährungswissenschaften studierte, die Fachbücher. Vor allem in den populärwissenschaftlichen Büchern stand noch, dass Eiweiß sehr wichtig ist. Ich habe einfach einen halben Liter fettarme Milch am Tag getrunken. Und ich liebe Erdnussbutter. Sogar so sehr, dass ich mir einen oder mehrere Löffel als Snack zwischendurch genehmige. So kommen in einem Vierteljahr schon mal zwei bis drei Kilogramm Erdnussbutter zusammen, wenn ich die leeren Gläser durchzähle. Eine Todsünde für das Gewichtsmanagement, denken jetzt sicher viele. Aber ich vertrage es. Außerdem macht es satt, und ich greife nicht zur Schokolade, die höchstens fünf Minuten Halbwertszeit hätte und deutlich weniger Nährstoffgehalt innehat, dafür aber viel mehr Zucker.

Ansonsten gilt seit dem Studium: selber kochen, wann immer es möglich ist. Das tun wir heute noch an vier von fünf Tagen. Mittags ist natürlich Kantine angesagt, aber auch McDonald's ist nicht verboten, genauso wenig wie ein gutes Restaurant nicht fettarm oder Low Carb kochen muss. Vegane Restaurants bereichern aus meiner Sicht die Auswahl in der Menülandschaft, was aber nicht heißt, dass ich vegan leben muss. Sie bieten einfach kreative und gelungene Abwechslung.

Was ich mir allerdings angewöhnt habe: Ich achte auf die Energiedichte von Lebensmitteln, zähle aber nicht Kalorien. Ich habe auch die eine oder andere Angewohnheit, die sich in verschiedenen Diäten und anderen Ernährungsweisen wiederfinden lässt. Ich trinke beispielsweise heißes Wasser. Nicht weil ich der ayurvedischen Ernährung anhänge, sondern weil mir während des Studiums mal die Teebeutel ausgegangen sind und ich auf den »Geschmack« gekommen bin. Ich esse gelegentlich Fleisch, denn das ist normal für eine ausgewogene Ernährung. Dazu muss man nicht »Flexitarier« sein. Ich esse an Tagen nach einem Festtag weniger als sonst, weil ich es als Ausgleich gut finde, aber nicht, weil ich eine »Schalttage-Diät« mache oder faste. Ich esse an Arbeitstagen meistens nur einen Apfel zum Frühstück, weil es mir reicht und schmeckt, nicht weil ich Roh- oder Trennkost praktiziere. Es zählen für mich immer die 4 Gs: Genuss, Genügsamkeit, Gleichgewicht und Gelassenheit. Hat es mir bis jetzt geschadet? Sehen Sie selbst.

Blut- und Körperwerte – was sie uns sagen sollen ...

Ich war seit 2006 durchgängig im Zentrum für Prävention und rehabilitative Sportmedizin der Technischen Universität München, um mich gründlich durchchecken zu lassen. Das Institut ist für die medizinische Betreuung des Olympiastützpunktes zuständig und eine internistische Einheit des Klinikums rechts der Isar, dem Universitätskrankenhaus der Technischen Universität München. Für die letzten zehn Jahre besteht daher eine gute Vergleichbarkeit der Messwerte. Da die Werte jetzt schon einmal verfügbar sind, will ich sie gerne mit Ihnen teilen, damit Sie sehen: Ernährung und Gesundheit funktionieren ohne Voodoo.

Blutzucker – nicht zu viel und nicht zu wenig ist genau richtig

Ohne Zucker keine Energie, so einfach ist das. Über den Blutkreislauf werden sämtliche Gewebe und Organe des Körpers mit ausreichend Energie in Form von Glukose versorgt. Manche Organe wie das Gehirn oder auch die roten Blutkörperchen benötigen sogar ausschließlich Glukose, um ihre Arbeit zu verrichten. Das Gehirn benötigt etwa ein Fünftel des Grundenergiebedarfes, damit es ordentlich arbeiten kann, und das, obwohl es nur fünf Prozent der Körpermasse ausmacht. Glukose wird auch in Form des Speicherkohlenhydrats Glykogen in der Leber und in Muskeln gespeichert. In der Leber, um einen zu niedrigen Blutzuckerwert zu vermeiden, wenn wir gerade mal nichts zu essen bekommen, und in Muskeln, um kurzfristig direkt Energie für die Muskelarbeit bereitstellen zu können. Das Glykogen der Leber kann über das Blut in sämtliche Bereiche des Körpers transportiert werden. Das Muskelglykogen ist hingegen den Muskeln vorbehalten.

Damit Glykogen aus der Leber freigesetzt wird, produziert die Bauchspeicheldrüse ein Hormon namens Glukagon. Sinkt der Blutzucker unter 70 Milligramm pro Deziliter, wird Glukagon ausgeschüttet, Glukose durch den Abbau von Glykogen in der Leber freigesetzt und der Blutzuckerspiegel normalisiert sich wieder. Das dauert in der Regel ein paar Minuten. In dieser Zeit spüren wir häufig ein Hungergefühl. Ist zu viel Zucker im Blut, produziert die Bauchspeicheldrüse Insulin. Dieses bewirkt, dass Glukose nach einer Mahlzeit aus dem Blut in die Zellen aufgenommen wird und gleichzeitig zur Glykogenbildung in der Leber sowie dem Aufbau von Fettdepots genutzt wird. Glukagon hemmt übrigens die Fettspeicherung.

Außerdem gibt es noch drei weitere Hormone, die wie Glukagon wirken: Adrenalin und Noradrenalin als »Krisenreaktionskräfte«, wenn der Körper kurzfristig Energie benötigt, sowie das »Stresshormon« Cortisol. Sie alle sorgen dafür, dass wir bei erhöhter Reaktionsbereitschaft, was wir heute Stress nennen, ausreichend Energie aus unseren Energiereserven mobilisieren und so Muskulatur und Gehirn einsatzbereit machen.

Neben diesen Hauptregelmechanismen gibt es noch weitere Faktoren, die den Blutzuckerspiegel beeinflussen können: die Art der Kohlenhydrate (raffinierter Zucker versus komplexer Zucker), Ballaststoffe, körperliche Bewegung und Übergewicht. Es ist bekannt, dass Übergewicht die Entstehung einer Insulinresistenz unterstützen kann. Dann wird keine Glukose mehr in die Körperzellen aufgenommen, obwohl ausreichend Insulin im Blut vorhanden ist. Dies ist in einem ständigen Überangebot von Zucker begründet, sodass die Zellen ausreichend versorgt sind und nicht mehr auf den »Türöffner« Insulin reagieren. Die Folge sind dauerhaft erhöhte Blutzuckerspiegel, die ohne Behandlung krankhafte Veränderungen an Organen und Extremitäten verursachen können, sowie die Einlagerung des überschüssigen Zuckers in Fettdepots. Zudem produziert die Bauchspeicheldrüse munter weiter Insulin, weil sie ununterbrochen das Signal »Viel Zucker im Blut, bitte Insulin produzieren« bekommt. Durch diese Fehlsteuerung erschöpft irgendwann die Bauchspeicheldrüse. Dann ist ein Diabetes mellitus Typ 2 in vollendeter Form nicht mehr weit entfernt.

Um nun den aktuellen Stand der Dinge zu erfassen, können zwei einfache Messwerte genutzt werden: der Blutzucker im nüchternen Zustand und der HbA_{1C}-Wert. Der Nüchternblutzucker liegt vor, wenn Glukagon & Co. ihre Arbeit verrichten, um den Blutzucker konstant zu halten. Dieser Wert sollte zwischen 70 und 99 Milligramm pro Deziliter Blut liegen. Bei über 100 Milligramm pro Deziliter kann eine gestörte Glukosetoleranz vorliegen, bei über 125 Milligramm pro Deziliter kann ein Diabetes mellitus Typ 2 vorliegen. Der zweite Messwert, der sogenannte HbA_{1C}-Wert, ist ein Langzeitfaktor. Er lässt rückblickend erkennen, ob mehr Zucker als normal im Blut vorliegt. Dieser lagert sich zu einem bestimmten Teil an den roten Blutfarbstoff Hämoglobin an. Je mehr Hämoglobin mit anhängenden Zuckerresten im Blut zu finden ist, desto länger und höher ist der Blutzucker im abnormalen Bereich. Dieser Anteil sollte 5,7 Prozent nicht übersteigen. Wenn dieser Wert doch höher ist, könnte dies für eine bereits länger andauernde Störung des Zuckerstoffwechsels sprechen.

Faktencheck

Bin ich automatisch gefährdet, weil ich gerne Weißbrot esse und auf Süßigkeiten, Kuchen und Gebäck nicht verzichte? Wie die Werte zeigen, liegen bei mir trotzdem keinerlei Anzeichen für eine Störung des Zuckerstoffwechsels im Sinne der Glukosetoleranz oder gar eines Diabetes mellitus Typ 2 vor. Der Blutzuckerwert liegt eher phasenweise knapp unter dem Normbereich, was allerdings keine ernsthaf-

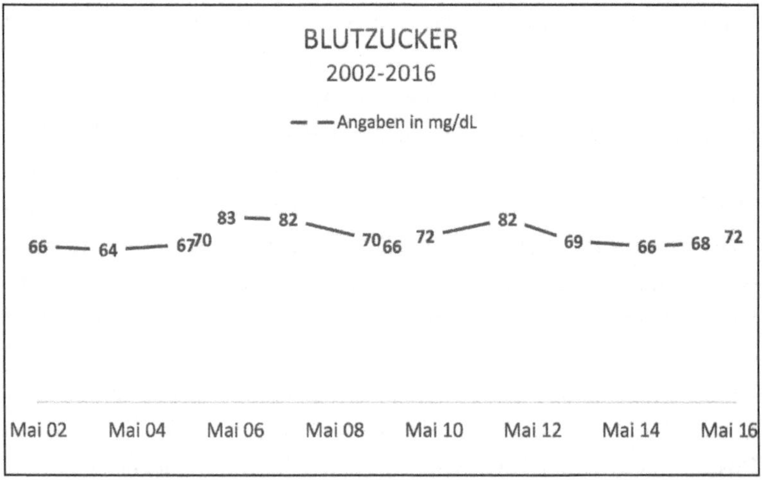

ten Auswirkungen hat. Dies ist deswegen noch kein Plädoyer für den grenzenlosen Verzehr von Zucker! Allerdings ist es auch kein Teufelszeug, solange man auf eine ausgeglichene Energiebilanz achtet und tägliche Bewegung einplant – es müssen nicht immer 10 000 Schritte sein. Der HbA_{1C}-Wert liegt bei mir übrigens bei 4,8. Somit haben sich die Weihnachtsmänner aus der Kindheit genauso wenig negativ ausgewirkt wie die Back-Sessions während des Studiums.

Cholesterin – the good, the bad and all together

Cholesterin war lange Zeit derart verteufelt, dass jedes Produkt mit der Aufschrift »cholesterinfrei« seinen Umsatz verdoppeln konnte. Ganz so, wie es heute mit »laktosefrei« und »glutenfrei« erfolgreich wiederholt wird. Im Gegensatz zu diesen beiden Marketingknallern ist beim Cholesterin inzwischen wieder Ruhe eingekehrt. Zum einen, weil niemand vor etwas Angst haben sollte, was sein Körper sogar selber produziert. Zum anderen, weil Cholesterin durchaus nützliche Eigenschaften besitzt. Es ist für die Membranfluidität der Zellen notwendig, damit diese schön elastisch bleiben. Zudem ist Cholesterin eine Vorstufe für viele Hormone, allen voran die Geschlechts- und Wachstumshormone. Vitamin D könnte unser Körper beispielsweise ohne Cholesterin gar nicht selber herstellen. Eine der Hauptaufgaben des Cholesterins ist die Beteiligung am Transport von Fetten über den Blutkreislauf in die Gewebe und Organe. Dazu werden sogenannte Lipoproteine in der Leber gebildet, die mit den wasserunlöslichen Fetten angereichert werden. Cholesterin funktioniert dabei in Zusammenarbeit mit Lecithin wie eine Art natürlicher Emulgator, sodass sich Fette an das wasserlösliche Transportprotein binden lassen. Dies sind die als VLDL (Very-Low-Density-Lipoprotein) und LDL (Low-Density-Lipoprotein) bezeichneten Cholesterine. Nur wenn sich ein solches Transportprotein in der Nähe einer Zelle befindet und diese über einen Rezeptor erkennt, was ihr an wertvollen Fetten angeboten wird, findet eine stufenweise Freisetzung der Fette statt, wobei auch das Transportprotein umgebaut wird. Reste des Transportproteins und ein paar neue Bestandteile aus Proteinen und Fetten können anschließend dazu genutzt werden, in umgekehrter Richtung die

Reise anzutreten, also zurück zur Leber. Dabei verändert es seine Dichte so, dass sie höher wird, daher auch die englische Bezeichnung High-Density-Lipoprotein (HDL).
Pflanzliche Lebensmittel enthalten keinerlei Cholesterin. Sie beinhalten nur sogenannte Phytosterine, die dem tierischen Cholesterin chemisch stark ähneln, aber nicht für die Bildung der Cholesterin-Protein-Transporter genutzt werden können. Nehmen wir viele fettreiche tierische Nahrungsmittel zu uns, kommt immer mehr Cholesterin aus der Nahrung früher oder später bei der Leber an. Wenn mehr Cholesterin in der Leber ankommt, passiert Folgendes: Erst senkt die Leber ihre eigene Cholesterinproduktion, was Sinn macht, da ja genügend von außen zur Verfügung steht. Das Gleiche tun dann auch die restlichen Zellen des Körpers, die in der Lage sind, Cholesterin herzustellen. Das funktioniert gut, solange tatsächlich unterm Strich nur so viel Cholesterin über die Nahrung aufgenommen wird, wie der Organismus benötigt. Wird mehr als nötig aufgenommen, folgt die Leber dem Prinzip »Mehr Cholesterin im Blut, da baue ich doch gleich mehr Transportproteine«, sprich LDL-Cholesterin, und schickt sie auf die Reise.
Nun ist das Problem, dass überschüssiges LDL-Cholesterin im Blut ebenfalls zahlreichen Einflüssen ausgesetzt ist, die zu einer Schädigung dieser Partikel führen können. Zuallererst dem oxidativen Stress der freien Radikale. Die so veränderten LDL-Partikel sind für das körpereigene Immunsystem erkennbar. Die Immunzellen versuchen, die veränderten LDL-Partikel zu entsorgen, was bei einem Cholesterin-Überschuss aber dazu führt, dass mit den Bindegewebsstrukturen der Blutgefäßwände die Vorstufe zur Arteriosklerose, ein Atherom, entstehen kann. Dieser »Störkörper« ist nun ein regelrechter Schmutzfänger. Wie eine Verkalkung im Abflussrohr, da bleibt auch allerhand Strandgut hängen. So kann im schlimmsten Fall ein Gefäßverschluss an dieser Stelle entstehen oder, sofern sich dieser Pfropfen löst, auch woanders im Körper. So entstehen eine Thrombose, ein Herzinfarkt oder auch ein Schlaganfall.
Interessanterweise besteht ein Zusammenhang zwischen dem Body-Mass-Index und dem Gesamtcholesterinspiegel, was bedeutet, dass auch das Körpergewicht einen Einfluss hat, was natürlich mit der

Ernährungsweise verbunden ist. Auch mit dem Alter und während einer Schwangerschaft nimmt der Cholesterinspiegel meistens zu. Der Verzehr von fettreichem Fisch und Bewegung können dagegen das »gute« HDL-Cholesterin steigern.

■ Beim Arzt kann der Gesamtcholesterinspiegel, der LDL- oder der HDL-Spiegel gemessen werden, meistens sogar alle drei Werte zusammen.

■ Für das Gesamtcholesterin sollte eine Grenze von 250 Milligramm pro Deziliter nicht überschritten werden. Von einer Erhöhung spricht man allerdings bereits bei 190 Milligramm pro Deziliter.

■ Für den LDL-Cholesterinspiegel wird für Frauen und Männer ein Normbereich zwischen 70 und 180 Milligramm pro Deziliter angegeben. Zu wenig darf es also auch nicht sein.

■ Der HDL-Cholesterinspiegel sollte nicht unter 40 Milligramm pro Deziliter liegen.

■ Zusätzlich kann aus dem Verhältnis LDL zu HDL ein Quotient errechnet werden, der die Kapazität des Transports weg von der Leber und hin zur Leber angibt. Dieser Quotient sollte nicht größer als 4 sein. LDL sollte also maximal viermal so viel im Blut vorhanden sein wie HDL.

Faktencheck
Meine Ernährung ist ausgewogen, von allem ist etwas dabei, aber pflanzliche Nahrung dominiert. Das ergibt sich automatisch. Mein Cholesterinspiegel lag in den letzten Jahren zwischen 137 und 185 Milligramm pro Deziliter. Laut Robert-Koch-Institut haben rund zwei Drittel der Deutschen gemäß der geltenden Leitlinien für Fettstoffwechselstörungen einen erhöhten Wert, was nicht gut ist, aber auch nicht direkt zur Panik führen sollte. (Lesen Sie dazu auch am Ende dieses Buchteils die Seite zur Bedeutung von Grenzwerten.)

Der LDL-Cholesterinspiegel gibt die Schwankung des Gesamtcholesterins sehr gut wieder, hat aber mit maximal 145 Milligramm pro Deziliter den Grenzwert nie überschritten. Nur beim HDL-Cholesterinspiegel liegen meine Werte mit 23 bis 28 Milligramm pro Deziliter deutlich unter dem Minimum von 40. Was könnte da helfen? Sport, Übergewicht abbauen und fettreichen Fisch essen. Sport mache ich, Übergewicht betrifft mich (derzeit) nicht und in der Regel esse ich fetten Fisch einmal pro Woche. Da auch meine Eltern immer einen eher niedrigen HDL-Spiegel haben, liegt die Vermutung nahe, dass es sich um einen angeborenen Mangel handelt. Ist das schlimm? Eine Antwort lässt sich vielleicht im LDL/HDL-Quotienten finden: Er liegt in den letzten zehn Jahren mindestens bei 4,04 und maximal bei 5,42. Theoretisch steigt mit einem Quotienten größer als fünf das Risiko für kardiovaskuläre Erkrankungen. Mein einziger Weg zu einem möglichst ausgeglichenen Quotienten wäre also, weniger Cholesterin aufzunehmen, also weniger tierische Lebensmittel. Der LDL-Spiegel ist zudem stark von der letzten Nahrungsaufnahme abhängig. Solange keine weiteren Risikofaktoren für eine Herz-Kreislauf-Erkrankung vorliegen, empfehlen die Leitlinien auch keine Therapie, wie zum Beispiel die Einnahme von Cholesterinsenkern. Also schauen wir mal, wie es weiter aussieht …

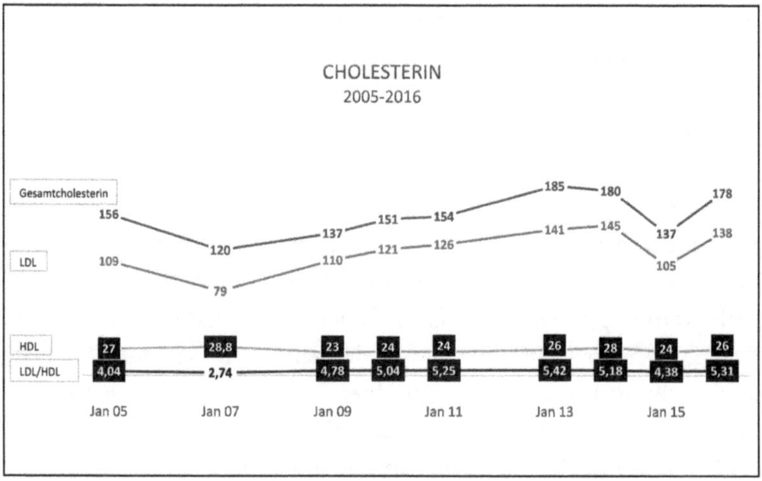

Triglyceride – Alkohol plus Fettsäure ergibt Fett

Triglyceride sind chemisch betrachtet ein dreiwertiger Alkohol namens Glyzerin, der mit drei Fettsäuren verbunden ist. Zusammen ergeben sie das, was wir als Fett bezeichnen. Je nach Art der Fettsäuren haben diese Fette unterschiedliche Eigenschaften, es kommt auf die Länge der Fettsäuren an und auf den Grad der Sättigung. Handelt es sich beispielsweise um eine ungesättigte Fettsäure, wie Linolsäure aus Pflanzenölen, findet man ein anderes Fettsäureprofil vor als bei einer gesättigten Fettsäure, wie zum Beispiel Stearinsäure, die in Butter vorkommt. Je mehr ungesättigte Fettsäuren mit dem Glyzerin verbunden sind, desto flüssiger ist das Fett, und je mehr gesättigte Fettsäuren vorhanden sind, desto härter ist die Konsistenz. Pflanzenöl und Butter sind daher gute Beispiele für gegensätzliche chemische Fettsäurezusammensetzungen. Die mit der Nahrung aufgenommenen Fette werden, wie schon beim Cholesterin beschrieben, an Transportproteine im Blut gebunden, um sie an die richtige Stelle zu bringen. Ein erhöhter Triglyceridspiegel kann auf eine Störung des Fettstoffwechsels und eventuell auch des Kohlenhydratstoffwechsels hindeuten. Dies wäre der Fall, wenn der Triglyceridspiegel über 180 Milligramm pro Deziliter Blut liegt. Gemeinsam mit einem erhöhten Cholesterinspiegel kann ein erhöhter Triglyceridspiegel das Risiko für Thrombosen und Arteriosklerose erhöhen.

Die Erhöhung kann genetisch bedingt sein oder bei Übergewicht, Alkoholismus, Diabetes mellitus Typ 2, Gicht, Nierenfunktionsstörung, gestörter Schilddrüsenfunktion und während der Schwangerschaft oder durch die Einnahme von Medikamenten auftreten. Bei erhöhtem Triglyceridspiegel können schon der Abbau von Übergewicht und ein erhöhter Ballaststoffanteil in der Ernährung zu einer Besserung führen. Da auch gelegentlicher Alkoholgenuss bei bestehender Fettstoffwechselstörung zu einem starken Anstieg des Triglyceridspiegels führen kann, sollte Alkohol bei einer Fettstoffwechselstörung so weit wie möglich gemieden werden. Raffinierte Zucker sowie zu viel Weißbrot können aufgrund der Verknüpfung des Kohlenhydrat- und Triglycerid-Stoffwechsels den Triglyceridspiegel ansteigen lassen.

Faktencheck
Mein Triglycerid-Spiegel ist in den letzten zehn Jahren, mit leichten Schwankungen, unterhalb des Grenzwertes geblieben. Glücklicherweise ergibt sich mit dem insgesamt im Normbereich befindlichen Gesamtcholesterinspiegel kein erhöhtes Risiko für kardiovaskuläre Erkrankungen. Auch hier war die ausgewogene Ernährung der letzten zehn Jahre offensichtlich nicht abträglich. Definitiv bedarf es keines Verzichts auf tierische Lebensmittel, um die Blutfette im Griff zu halten, wie es von Verfechtern veganer Ernährung immer wieder zu hören ist. In Maßen sind tierische Lebensmittel völlig okay.

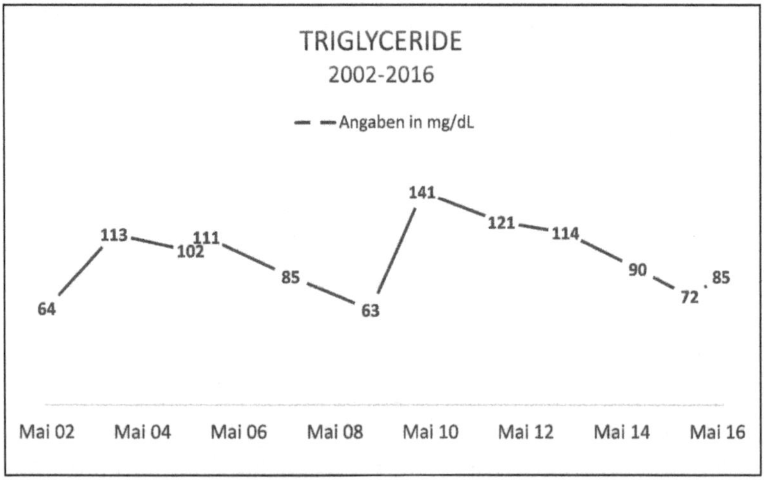

Eisen und Eisenspeicher – Metall im Blut? Ist aber gut!

Metalle wollen wir nicht unbedingt in unserem Körper haben, insbesondere bei Schwermetallen gibt es da keine Diskussion. Um ein paar Metalle kommen wir allerdings nicht herum. Eisen ist so ein Fall. Ohne Eisen können wir kein Blut bilden. Im menschlichen Körper ist Eisen besonders wichtig, damit der rote Blutfarbstoff Hämoglobin überhaupt Sauerstoff binden kann. Gleiches gilt für das in den Muskeln vorkommende Myoglobin, das sich vom Hämoglobin nur dadurch unterscheidet, dass es aus einer statt aus vier Eiweißuntereinheiten besteht.

Eisen ist außerdem wichtig, damit die Entgiftungsenzyme der Leber wie auch zahlreiche andere überlebenswichtige Enzyme des Körpers funktionieren: zur Gewinnung von Energie in den Zellen, zur Entgiftung von freien Radikalen und zur Herstellung von DNA-Bausteinen. Eisen wird im Blut zum größten Teil an Proteine gebunden transportiert. Das ist auch besser so, denn freies Eisen ist sehr reaktiv und kann so zur Produktion von freien Radikalen beitragen. Seine antioxidativen Eigenschaften hat es nur, wenn es in Proteinkomplexen der entsprechenden Enzyme gebunden ist. Wird es nicht gebraucht, ist es in dem Eisenspeicherprotein Ferritin zwischengelagert, damit es keinen Schaden anrichtet. So sind etwa 20 Prozent des gesamten im Körper vorhandenen Eisens gespeichert.

Am besten wird Eisen aus der Nahrung aufgenommen, wenn es als Hämoglobin in den Darm gelangt. Dies ist der Fall, wenn Fleisch gegessen wird. Freies Eisen aus Pflanzen wird weniger gut aufgenommen. Um die Verfügbarkeit aus pflanzlichen Lebensmitteln zu steigern, wird daher empfohlen, gleichzeitig Vitamin-C-haltige Früchte zu essen. Vitamin C bewirkt, dass die Eisenmoleküle eine andere Oxidationsstufe annehmen, die leichter aufgenommen wird. Veganer und Vegetarier können daher schneller von einem Eisenmangel betroffen sein als Menschen, die in Maßen Fleisch zu sich nehmen.

Es ist allerdings möglich, zu viel Eisen über die Nahrung aufzunehmen. Die Einnahme von Eisenpräparaten sollte daher nur erfolgen, wenn sie von einem Arzt ausdrücklich empfohlen wird, denn wie erwähnt, kann zu viel freies Eisen auch die Radikalbildung fördern und somit Zellen schädigen. Bestimmte Erkrankungen stehen im Verdacht, durch diesen Einfluss des Eisens gefördert zu werden, beispielsweise Dickdarmkrebs, manche Infektionskrankheiten und Nervenerkrankungen. Für Frauen sollte der Ferritinwert zwischen 10 und 200 Mikrogramm pro Milliliter und der Eisenwert zwischen 33 und 145 Mikrogramm pro Deziliter im Blut betragen. Bei Männern sollte Ferritin zwischen 30 und 300 Mikrogramm pro Milliliter liegen und Eisen bei 55 bis 156 Mikrogramm pro Deziliter. Je nach Bestimmungsmethode können die Referenzbereiche leicht schwanken, also keine Sorge, falls es bei der Blutanalyse nicht auf das Mikrogramm genau passt.

Faktencheck
Mit einer ausgewogenen Ernährung nimmt man in der Regel ausreichend Eisen auf. Frauen können etwas mehr Eisen vertragen, da sie durch die Monatsblutung einen regelmäßig wiederkehrenden Eisenverlust haben. Wie die Werte im Diagramm zeigen, habe ich 2014 sogar etwas zu viel Eisen im Blut gehabt. Vielleicht lag es daran, dass ich in dieser Zeit etwas zu fleischlastig gegessen habe oder am Tag vor der Untersuchung ein brasilianisches Grillrestaurant besucht habe. Insgesamt handelt es sich dabei aber sicher um einen Ausrutscher, denn für den Rest der Zeit lagen sowohl Eisen als auch Eisenspeicher immer im Normalbereich, der in diesem Labor zum Beispiel in Nanogramm pro Milliliter statt in Mikrogramm angegeben wurde.

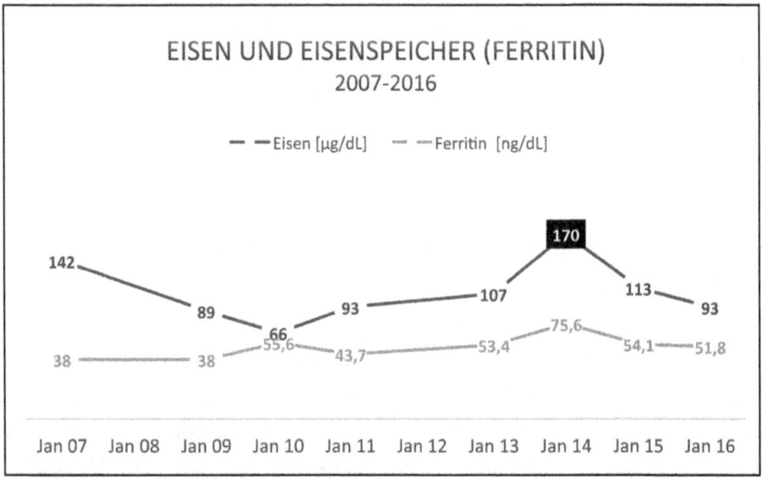

Harnsäure – lässt sich nicht vermeiden

Harnsäure ist auch so ein Stoffwechselprodukt, das sehr eng mit der Ernährung verbunden ist. Wenn zu viel Harnsäure im Körper gebildet wird, kann dies Erkrankungen verursachen. Wir können sie aber auch nicht vermeiden, egal ob Pflanzen- oder Fleischfresser. Sie ist ein Abbauprodukt unseres Körpers, das normalerweise über die Niere ausgeschieden wird und zu einem kleineren Teil über andere

Körperflüssigkeiten. Sie entsteht, weil unsere DNA und RNA sich regelmäßig erneuern, wenn Zellen sich teilen. Aus einer bestimmten Art von Bausteinen der DNA, den Purinbasen, entsteht Harnsäure. Diese ist per se nicht schädlich, sie besitzt sogar antioxidative Eigenschaften, weshalb der Körper versucht, einen Teil nicht über die Niere auszuscheiden, sondern zurückzugewinnen. Harnsäure und Harnstoff haben stoffwechseltechnisch übrigens nichts miteinander gemeinsam, außer dass beides im Urin landet.
Funktioniert die Harnsäureausscheidung über die Nieren nicht richtig, weil zu viel davon im Blutkreislauf ist, kann diese kristallisieren und zur Bildung von Harnsäuresteinen führen, sich in den Gelenken ablagern (Gicht) oder die kleinen verästelten Gefäße verstopfen, wie beispielsweise die feinen Nieren- oder Herzkapillaren. Auf der Ernährungsseite können besonders purinreiche Lebensmittel wie Fleisch und Hülsenfrüchte die Bildung von Harnsäure erhöhen. Alkohol kann kontraproduktiv sein, weil dieser die Harnsäureausscheidung über die Nieren senkt. Da die Harnsäure so eng mit weiteren ernährungsabhängigen Faktoren zusammenhängt, kann sie wichtige Hinweise über die eigene Ernährungsweise liefern. Sie sollte – je nach Bestimmungsmethode – nicht über einem Wert von 7 oder 8 Milligramm pro Deziliter Blut liegen.

Faktencheck
Erdnussbutter gleich hohe Purinzufuhr. Das könnte die Harnsäurespiegel bei meinem erwähnten Konsum explodieren lassen. Eigentlich ein schlechtes Vorzeichen für einen Peanut-Butter-Fan wie mich. Wie man sieht, waren die Werte in der Vergangenheit immer wieder mal leicht erhöht. Allerdings nicht zwangsweise wegen der Erdnussbutter. Auch hier gibt es eine familiäre Vorgeschichte. Allerdings habe ich bislang keine besonders purinarme Kost eingehalten.
Viel trinken und Bewegung sind Einflussfaktoren, die helfen können, den Harnsäurespiegel in Schach zu halten, weil der Stoffwechsel in Schwung bleibt und viel Flüssigkeit die Nieren bei ihrer Arbeit unterstützt. Im Verlauf meiner Harnsäurewerte sieht man, dass der Blutwert dreimal über dem in diesen Jahren gültigen Referenzwert lag. Im

Jahr 2014 war dies aber schon nicht mehr der Fall, weil der Referenzwert bei 8 Milligramm pro Deziliter lag. Neue Erkenntnisse aus der Forschung hatten dazu geführt, dass der Grenzwert von 7 auf 8 erhöht wurde.

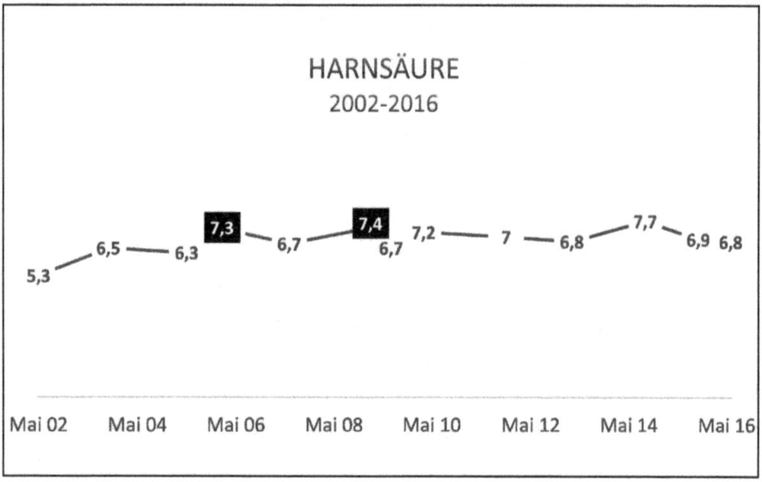

Leberwerte – ein Organ mit zentraler Rolle

Die Leber kann als DAS zentrale Stoffwechselorgan bezeichnet werden. Sie entgiftet unseren Körper von Fremdstoffen und überschüssigem Stickstoff. Ohne die Herstellung der Blutgerinnungsfaktoren in der Leber würden wir bei kleinsten Verletzungen verbluten. Sie speichert Kohlenhydrate für zwischendurch, verpackt die Nahrungsfette in Transportproteine und schickt sie auf die Reise. Sie stellt Hormone her, sorgt mit der Gallenblase für die zur Fettresorption so wichtige Gallensäure und regelt, dass wir in Hungerzeiten Proteine zur Energiegewinnung heranziehen können. Bei solch vielfältigen Aufgaben kann es sich lohnen, auch bei der Leber einen Stimmungscheck zu machen.

Generell lassen sich dazu vier Enzyme heranziehen, die vor allem in der Leber aktiv sind oder nur dort vorkommen. Dies sind die als Transaminasen bezeichneten Enzyme GOT (Glutamat-Oxalacetat-

Transaminase) und GPT (Glutamat-Pyruvat-Transaminase, kommt nur in der Leber vor) sowie die Gamma-GT (Gamma-Glutamyl-Transferase) und die alkalische Phosphatase. Erhöhte Werte müssen nicht automatisch auf eine Erkrankung hindeuten, es kommt vor allem darauf an, ob weitere leberspezifische Auffälligkeiten vorliegen oder nicht. Medikamente oder bestimmte Grunderkrankungen wie Hepatitis können die Leberwerte ebenfalls erhöhen. Werden die Leberwerte im Blut gemessen, gelten folgende geschlechtsspezifische Normalbereiche:

- GOT: Frauen < 35 und Männer < 50 Units pro Liter
- GPT: Frauen < 35 und Männer < 50 Units pro Liter
- Gamma-GT: Frauen < 40 und Männer < 60 Units pro Liter
- alkalische Phosphatase: Frauen 35–105 und Männer 40–130 Units pro Liter

Außerdem kennt jeder die als Gelbsucht bekannte Auffälligkeit, wenn zum Beispiel eine Leberentzündung akut ist und zu einer Gelbfärbung der Haut und Augen führt. Dann kann der rote Blutfarbstoff Hämoglobin zwar noch zum Gallenfarbstoff Bilirubin abgebaut werden, gelangt aber nicht mehr in die Galle, von wo er normalerweise in den Darm ausgeschieden wird. Somit steigt die Konzentration im Blut an. Zusätzlich kann sich Bilirubin in Geweben ablagern, was sich in der Haut als gelblich-grüne Färbung äußert. Da gerade GOT in anderen Geweben wie beispielsweise der Muskulatur vorkommt, können Leberwerte sogar durch sehr große sportliche Aktivität erhöht sein. Ein erhöhter Leberwert stammt also nicht zwangsläufig von der Leber und muss immer differentialdiagnostisch abgeklärt werden.

Faktencheck
Die Leber ist gesund. Das ist auch wieder so eine Sache. Da ich frische Fruchtsäfte liebe, wie sie in Brasilien üblich sind, habe ich gerade im

Zeitraum von 2012 bis 2014 täglich sehr viel Fruchtsäfte getrunken, wobei doch eine zu hohe Aufnahme von Fruchtzucker in letzter Zeit immer wieder mit einer Fettleber und erhöhten Leberwerten in Verbindung gebracht wurde. Manche Ernährungsmediziner warnen daher sogar pauschal vor dem Konsum von Fruchtsäften und empfehlen, lieber das Obst selbst zu essen. Die Low-Carb-Verfechter tun dies ohnehin schon aus Überzeugung und nicht, weil es dafür irgendeinen allgemeingültigen Beweis gäbe. Dass das aber nicht der Fall sein muss, sehen Sie selbst. Die Leberwerte passen. Auf Obst und ein oder zwei Gläser Fruchtsaft, am besten Direktsaft, sollte man wegen Skandalmeldungen zur Fruktose also nicht verzichten. Fruchtsäfte können sogar eine bequeme Möglichkeit sein, ein bis zwei Portionen Obst am Tag zu sich zu nehmen, wie es für eine ausgewogene Ernährung sinnvoll ist.

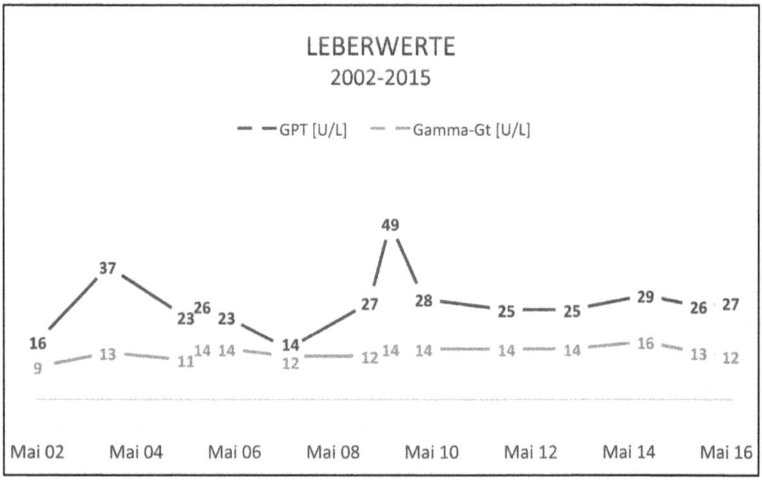

Blutdruck – der stille Begleiter

Wie so häufig im Leben funktioniert so manches nicht ohne Druck. Im Falle unseres Körpers funktioniert sogar gar nichts ohne Druck. Nur durch die Aufrechterhaltung des Druckes in unserem Herz-Kreislauf-System ist es möglich, alle Gewebe und Organe des Körpers ausreichend mit dem im Blut enthaltenen Sauerstoff sowie den Nährstoffen zu versorgen und gleichsam Abbauprodukte des Stoffwechsels aus den Zellen in Richtung Niere und Leber zu bringen. Wie funktioniert das nun mit dem Blutdruck?

Blut ist eine sehr komplexe Flüssigkeit. Sie verhält sich nicht wie Wasser, sondern eher wie eine sämige Substanz, die keine so guten Fließeigenschaften hat, wie sie von Wasser bekannt sind. Das liegt daran, dass ungefähr die Hälfte eines Liters Blut, bei Tour-de-France-Radrennfahrern sogar manchmal mehr (wenn auch nicht immer ganz legal), bereits aus roten Blutkörperchen besteht. Dies wird durch den Hämatokrit-Wert bestimmt. Dazu kommen die anderen Blutzellen, wie die Thrombozyten zur Blutgerinnung und weiße Blutkörperchen. Ein weiterer Teil besteht aus Proteinen, die im Blut vorhanden sind und unterschiedlichste Funktionen haben. Da wäre zunächst mal das mengenmäßig am meisten vorkommende Plasmaprotein Albumin. Dieses hat wichtige Funktionen als Transportprotein, um zum Beispiel freie Fettsäuren und andere Moleküle an sich zu binden. Durch das Protein Albumin entsteht Druck, der sogenannte kolloidosmotische Druck. Dieser Druck und der durch das Herz im Gefäßsystem aufgebaute Blutdruck sorgen im Wechselspiel für den Fluss der Nährstoffe in die Gewebe und zurück. Es wäre also keine gute Idee, wenn der Blutdruck plötzlich abfallen und somit die Versorgung sämtlicher Körperteile mit Nährstoffen und Sauerstoff verlangsamt würde.

Nach allen Gesetzen der Physik sinkt der Blutdruck, je kleiner der Durchmesser der Blutgefäße ist. Das ist auch gut so, denn andernfalls würde schon ein versehentlicher Schnitt in den Finger das Blut nur so spritzen lassen. Am höchsten ist der Blutdruck im Umkehrschluss in der Aorta. In den kleinsten Gefäßen überwiegt dagegen der kolloidosmotische Druck, der bewirkt, dass Abbauprodukte des Stoffwechsels von den Geweben ins Blut zurückströmen, genauso wie Kohlenstoffdioxid. So entsteht das sauerstoffarme venöse Blut. Zurück zum Herzen wird das Blut dann durch immer größer werdende Venen geleitet, in denen generell ein niedrigerer Druck als in den Arterien herrscht. Das venöse System heißt deshalb auch Niederdrucksystem.

Der Blutdruck wird mit zwei Messwerten gemessen. Der »obere« ist der systolische Wert, der mit jedem Pumpvorgang des Herzens messbar ist. Der »untere« Wert ist der diastolische Blutdruck. Dies ist der Druck, der während der Entspannungsphase des Herzens gemessen werden kann.
Der Blutdruck schwankt während des Tagesablaufs, zum Beispiel beim Sport, bei Stress oder beim Schlafen. Um vergleichbare Werte zu erhalten, wird daher am besten immer morgens im Sitzen oder Liegen gemessen und nachdem man sich für ein paar Minuten nicht bewegt hat. Ein normaler Blutdruck liegt zwischen 120 und 129 (systolisch) zu 80 bis 89 (diastolisch). Darüber wird der Blutdruck als hochnormal bezeichnet, was noch nicht zwingend behandlungsbedürftig ist. Ab 140 zu 90 wird von einem Bluthochdruck gesprochen, der zunächst mit lebensstilverändernden Maßnahmen behandelt werden kann, beispielsweise Gewicht reduzieren, Sport treiben oder, wer darauf anspricht, weniger Salz essen. Hilft dies nicht, muss über einen medikamentösen Blutdrucksenker nachgedacht werden, da sonst auf Dauer die feinen Gefäße wichtiger Organe wie des Herzens, der Nieren oder im Gehirn Schaden nehmen können.

Faktencheck

Meine Blutdruckwerte waren gerade in den Jahren bis 2010 immer wieder im Hochdruckbereich. Das war auch der Anlass, eine Langzeitmessung durchzuführen, um herauszufinden, ob es sich eventuell um den nicht selten vorkommenden »Weißkitteleffekt« handelt. Manche Menschen bekommen alleine dadurch einen Blutdruckanstieg, dass der Doktor erscheint. Manchmal nicht zu Unrecht. Im Laufe der Zeit habe ich mich dann scheinbar daran gewöhnt. Die Langzeitmessung ergab außerdem, dass ich keinen Bluthochdruck hatte, aber damals einen hochnormalen Blutdruck. Fakt ist, dass ich mich ausreichend bewege, kein Übergewicht habe und somit auch nicht viel mehr machen kann, außer beim Kochen das Salz wegzulassen und lieber auf dem Teller ein bisschen nachzusalzen. Das spart nachgewiesenermaßen tatsächlich Salz ein. Klar ist aber auch, dass heute kein Mensch den ganzen Tag im Entspannungsmodus läuft und der Blutdruck mit dem Alter ansteigt. Dies kann unterschiedliche Gründe haben, und daher ist es auf keinen Fall falsch, den eigenen Blutdruck ab und zu messen zu lassen – ob beim Arzt, in der Apotheke oder zu Hause.

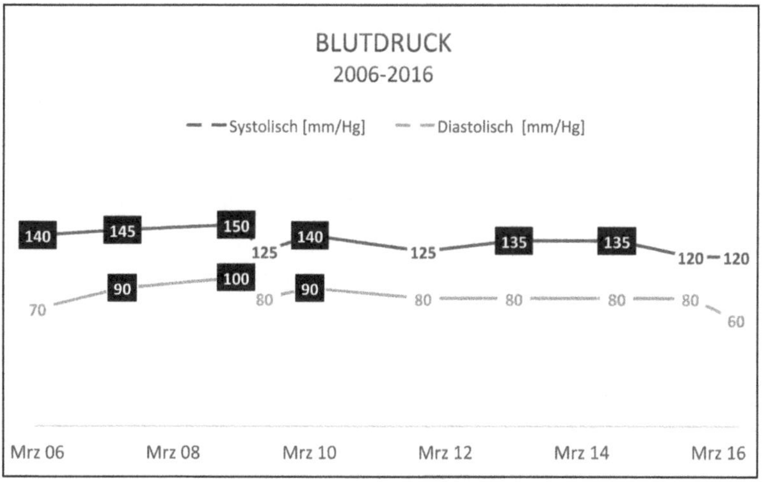

Körpergewicht und Körperzusammensetzung – untrennbar vereint

Das Körpergewicht ist ziemlich launisch. Es verhält sich gerne mal entgegen aller Erwartungen und lässt sich nicht so einfach wieder kleinkriegen. Wozu bräuchte die Welt sonst Diäten? Über den Sinn und Unsinn von Diäten habe ich ja schon im ersten Teil des Buches berichtet, aber eines ist klar: Viele Krankheitsverläufe lassen sich mit der Vermeidung von Übergewicht positiv beeinflussen oder sogar verhindern. Was häufig in unserer Wahrnehmung eine größere Rolle spielt, ist jedoch das Schönheitsideal, das uns tagtäglich durch gestylte Models und computerbearbeitete Bilder vorgegaukelt wird. Dabei sollte man sich wirklich überlegen, ob es das höchste Gut sein soll, einem Model-Ideal zu entsprechen oder lieber einfach gesund zu sein. Wer schon einmal ein ernsthaftes gesundheitliches Problem hatte, wird leicht erkennen, was es bedeuten kann, wenn die Gesund-

heit tatsächlich schlappmacht. Dabei lässt sich beides, Gesundheit und Schönheit, problemlos miteinander verbinden.
Ein gesunder Körper strahlt das aus, was durch unsere Umgebung als Schönheit wahrgenommen wird. »Fitness« ist evolutionsbiologisch das entscheidende Merkmal, um einen möglichen Paarungspartner attraktiv erscheinen zu lassen. Leider – oder auch zum Glück – folgt der Mensch da noch immer dem inneren Tier in sich. Magere Models oder muskelbepackte Männer sind in diesem Sinne die Stilblüten des Körperwahns, werden aber in der persönlichen Wahrnehmung der meisten Menschen nicht als attraktiv empfunden. Breite Schultern, ja. Weibliche Formen, ja. Vitalitätskennzeichen wie gut durchblutete Haut und Lippen, sicher. Durch eine gesunde Lebensweise lassen sich viele Veränderungen weitgehend vermeiden, die diese Wahrnehmung trüben können. Damit ist jedoch nicht gemeint, einem Ideal entsprechen zu müssen, denn es gibt de facto bis heute keine definierte Grenze für Übergewicht, die automatisch ungesund ist, wobei man Übergewicht natürlich klar von einer Adipositas abgrenzen muss. Adipositas, also ein krankhaftes Übergewicht, führt mit ziemlich großer Wahrscheinlichkeit zu gesundheitlichen Problemen.
Womit wir schon beim Körperfett wären. Dies ist ein weiterer Messwert, der inzwischen sogar zu Hause auf der Waage gemessen werden kann, allerdings niemals so genau wie mit wissenschaftlichen Methoden. Einschränkungen entstehen durch die Fettverteilung zwischen Beinen und Rumpf, den Wassergehalt im Körper sowie feuchten oder trockenen Hand- und Fußflächen, um nur ein paar zu nennen.
Genauer ist da schon die Messung der Hautfaltendicke mit einem sogenannten Kaliper. Mit dieser »Zange« werden bis zu zehn Stellen am Körper gemessen. Da nur der Anteil des Unterhautfettgewebes in der jeweiligen Hautfalte schwanken kann, bekommt man einen Durchschnittswert, der den gesamten Körperfettgehalt recht gut widerspiegelt. Genauer kann der Körperfettanteil nur durch eine röntgengestützte Methode ermittelt werden, während sich die tatsächliche Fettverteilung durch eine Magnetresonanztomografie (MRT) am besten bildlich darstellen lässt.

Generell verändern sich der Körperfettanteil wie auch das Körpergewicht mit dem Alter durch den relativen Verlust an Muskelmasse, zumeist leider in Richtung höherer Werte. Bei Frauen liegt der Körperfettanteil meist etwas höher als bei Männern, da die Natur für Frauen in der Zeit der Schwangerschaft und des Stillens Energiereserven in Form von Fettgewebe sichergestellt hat. Aus ernährungsmedizinischer Sicht sollte der Körperfettanteil bei jungen Männern zwischen 8 und 20 Prozent liegen und bei jungen Frauen zwischen 21 und 33 Prozent. Ab 40 Jahren wird es dann etwas kulanter: Männer dürfen sich 11 bis 22 Prozent erlauben und Frauen 23 bis 34 Prozent. Über 60 Jahren ist es dann meistens aufgrund der abgenommenen Muskelmasse und nicht angepasster Ernährungsgewohnheiten so, dass ein Körperfettanteil zwischen 13 und 25 Prozent bei Männern und 24 bis 36 Prozent bei Frauen als normal angesehen wird. Ein niedrigerer Körperfettanteil bedeutet nicht unbedingt eine Verschlechterung des Gesundheitszustandes. Lediglich bei Frauen mit Kinderwunsch kann ein zu niedriger Körperfettanteil (unter 7 Prozent) die Fruchtbarkeit beeinträchtigen. Sehr austrainierte Athletinnen haben bisweilen dieses Problem, da in solchen Fällen der Eisprung ausbleibt. Generell hat der Körperfettanteil aber auch Einfluss auf unser Kälteempfinden und damit auf unser Vermögen, gegen Infekte gewappnet zu sein.

Faktencheck

Mit meinem Körpergewicht ist es auch so eine Sache. Lag ich 2007 noch mit einem Körperfettanteil von 11,4 Prozent im unteren Bereich des Normalen, hatte ich 2009 bereits auf 12,2 Prozent erhöht. Die Erklärung ist nur zu menschlich: Anfang 2008 habe ich meine bessere Hälfte kennengelernt und regelmäßig neben dem Mittagessen in der Kantine ein schönes Abendessen genossen. Gemeinsam kochen statt Schmalspurabendbrot sozusagen. Man beachte aber: Der Anteil in Kilogramm des Körperfetts ist von 9,8 auf 11,2 angestiegen, also 1,4 Kilogramm Fett habe ich (das meiste davon am Bauch) zugenommen. Die fettfreie Körpermasse hat allerdings auch zugelegt, und das ist in der Regel Muskelmasse: von 76,7 auf 80,8 Kilogramm, macht

4,1 Kilogramm Muskelmasse. Unterm Strich habe ich also durch das weiter beibehaltene regelmäßige Ausdauer- und Krafttraining fast dreimal so viel Muskelmasse wie Fettmasse aufgebaut. Ohne Proteinshakes, ohne Supplemente, ohne Diät. Einfach mit ausgewogener Ernährung.

Wie man sieht, war mein Körpergewicht anschließend nie mehr so niedrig wie 2007. Das Maximum war 2011 mit einem Körperfettanteil von 14,3 Prozent, was 14,1 Kilogramm Fettmasse und 84,8 Kilogramm fettfreie Masse bedeutet. Im Vergleich zu 2007 also ein Zuwachs von 4,3 Kilogramm Fett und 8,1 Kilogramm fettfreier Masse bzw. Muskelmasse. Einen Waschbrettbauch kann man damit zwar vergessen, aber das Leben trotzdem in vollen Zügen genießen. 2016 lag ich wieder auf dem Niveau von 2009, auch diesmal ohne eine Diät oder sonstigen Schnickschnack. Die Begründung ist ganz einfach: Kleinere Gewichtsschwankungen über die Jahre können völlig normal sein. Zeichnen Sie Ihre Werte doch mal monatlich, halbjährlich oder jährlich auf und Sie werden im Rückblick sehen, dass tägliches Wiegen an Sinn verliert. Machen Sie sich wegen ein paar Kilogramm mehr oder weniger nicht verrückt! Erst recht nicht, wenn eine Zunahme durch mehr Muskulatur bedingt ist!

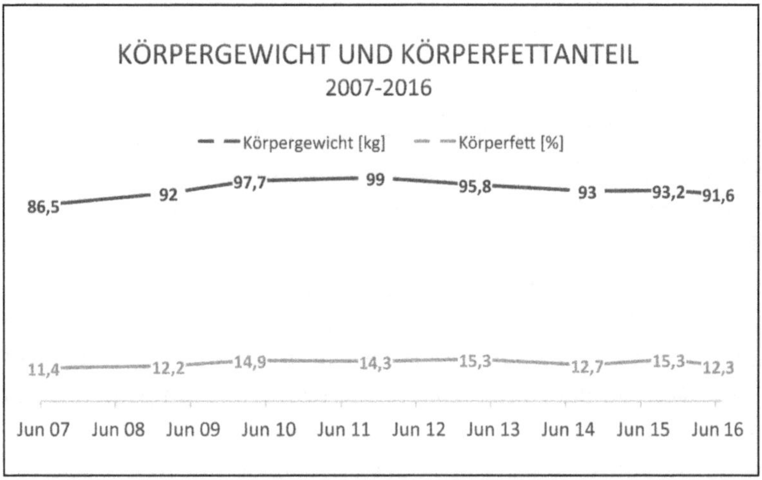

Body-Mass-Index und Bauchumfang – zwei Größen, eine Botschaft

Den Body-Mass-Index, kurz BMI, kennt inzwischen so gut wie jeder. Man setzt das Körpergewicht ins Verhältnis zum mathematischen Produkt der Körpergröße in Metern. So soll letztlich sowohl das Gewicht als auch die Größe in die Beurteilung eines möglichen Übergewichtes eingehen. Eigentlich keine schlechte Idee, hat doch der früher häufig verwendete Broca-Index durch die Berechnung Körpergröße in Zentimetern minus 100 versucht, ein Idealgewicht zu definieren, das allerdings so nicht auf alle Körpergrößen angewendet werden kann.

Der BMI ist allerdings auch keine perfekte Kenngröße. Zum einen haben sportlich aktive Menschen mit größerer Muskelmasse ein höheres Gewicht und würden nach der BMI-Einteilung als übergewichtig gelten. Zum anderen heißt ein leichtes Übergewicht, nach dem BMI beurteilt, nicht automatisch, dass ein gesundheitliches Problem besteht. Wissenschaftler der University of California in Santa Barbara haben dazu Anfang 2016 eine schöne Studie im *International Journal of Obesity* veröffentlicht. Sie hatten herausgefunden, dass fast die Hälfte der Menschen, die mit einem BMI von mehr als 25 als übergewichtig gelten, völlig normale Werte für Blutdruck, Blutzucker, Cholesterin und Triglyceride aufwiesen. Auf der anderen Seite waren von den Personen mit Idealgewicht und einem BMI kleiner 25 etwa 30 Prozent keineswegs mit bedenkenfreien Blut- und Blutdruckwerten gesegnet.

Ein weiterer Faktor, den man daher in Betracht ziehen sollte, ist der Bauchumfang. Er ist eine der beliebtesten Fettlagerstellen unseres Körpers. Am besten misst man ihn etwa zwei Fingerbreit oberhalb des Beckens und unterhalb des Rippenbogens mit einem Maßband. Treffender ist daher eigentlich die Bezeichnung Taillenumfang. Ein zu großer Bauchumfang wird als wichtiger Risikofaktor für Herz-Kreislauf-Erkrankungen und Diabetes mellitus Typ 2 gesehen. Bei Frauen sollte er nicht über 80 Zentimeter liegen und bei Männern nicht mehr als 94 Zentimeter betragen. Ab 88 Zentimetern bei Frauen und 102 Zentimetern bei Männern steigt das Risiko für Erkrankungen nochmals deutlich an. Warum speziell Bauchfett einen höheren Risikofaktor darstellt als andere Fettpolster, ist wissenschaftlich noch nicht abschließend geklärt, es handelt sich aber um einen gut zu beobachtenden Zusammenhang, der weiterverfolgt wird.

Faktencheck

Nun möchte man meinen, dass ich mit einem BMI über 25 schon seit 2009 Übergewicht habe, was ja für Männer (wie auch Frauen), die plötzlich in Beziehungen leben, nicht ungewöhnlich ist. Doch hier ist die erwähnte Schwäche des BMI ausschlaggebend: Die Körperzusammensetzung findet keine Berücksichtigung. Wie bereits erwähnt, ist meine fettfreie Körpermasse seit 2007 stärker angestiegen als der Fettanteil. Da Muskelmasse schwerer ist als Fettmasse, äußert sich eine Zunahme an Muskulatur schneller im Körpergewicht, der BMI steigt entsprechend an. Über einem BMI von 30 wäre allerdings eine sehr starke Zunahme an Muskelmasse von mehr als 20 Kilogramm notwendig, um den höheren Fettanteil auszugleichen. Dies ist selbst mit professionellem Training und einem Zeitaufwand, wie ihn sich nur Profisportler leisten können, eine fast unmögliche Herausforderung.

Daher gilt: Ein BMI zwischen 25 und 30 bedeutet noch lange nicht Übergewicht. Ein BMI über 30 sollte allerdings ein Anlass sein, mal einen Check-up und eine Ernährungsanamnese durchführen zu lassen und gegebenenfalls etwas aktiver zu werden. Die Tools im dritten Teil des Buches sollen Ihnen dabei helfen, unkompliziert und schnell im Sinne Ihrer Gesundheit zu handeln. Viele Menschen mit einem BMI über 30 sind noch nicht zwingend krank, aber es lohnt sich definitiv, langfristig eine Gewichtsreduktion anzustreben. Auch wenn im Moment noch alles im Lot ist, sinkt mit einer Gewichtsreduktion das Risiko, in näherer Zukunft Folgeerkrankungen bei sich festzustellen.

Kommen wir zum zweiten Faktor, dem Bauchumfang. Wie man sieht, lag dieser bei mir zwischen 2010 und 2013 durchaus über dem, was als normal angesehen wird. Was war passiert? Mein Körperfettanteil war in dieser Zeit erhöht, nicht bedenklich, aber doch deutlich erkennbar. Der Körperfettanteil sank ab März 2014 wieder, denn da sind wir in eine neue Wohnung umgezogen und mussten den gesamten Umzug in sage und schreibe drei Wochen über die Bühne bringen. Weil nicht ständig Freunde helfen konnten, haben wir das meiste in vielen täglichen Fahrten transportiert. Treppen hoch, Treppen runter. Möbel und etwa 100 Umzugskisten. Aus Zeitnot haben wir öfters auf Fast Food zurückgegriffen, sogar so oft, dass wir eine McDonald's-Treuekarte erhielten. Ich wusste bis dahin nicht einmal, dass es so etwas gibt. Jedenfalls lässt sich mit Light-Getränken, Hamburger Royal TS und Salat statt Pommes auch dort ein Menü mit geringer Energiedichte zusammenstellen. Fakt ist: Bei all der Möbelschleppe-rei und Montage konnte ich mit ansehen, wie mein Gewicht und Bauchumfang immer weiter abnahmen. Wer hätte gedacht, dass Fast Food nicht automatisch ungesund sein muss.

Seither hat sich mein Gewicht auf einem relativ stabilen Niveau eingependelt, wobei ich an meinen Ernährungsgewohnheiten nichts geändert habe. Über all die Jahre hat mein Gesundheitszustand trotz der Schwankungen von Gewicht und Bauchumfang nicht gelitten, wenn man sich die Blutwerte ansieht.

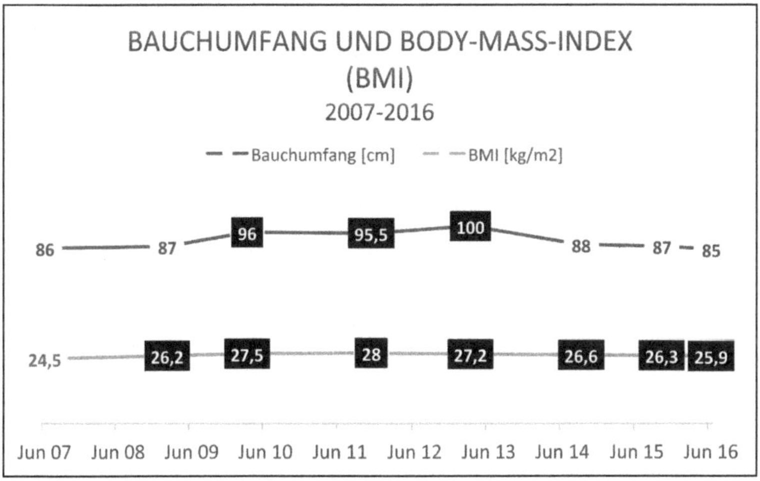

Belastung ist anstrengend, aber gut!

Unser Körper funktioniert nach einem einfachen Schema: Wird er etwas ausgesetzt, das er nicht kennt, passt er sich dem neuen Reiz einfach an. Natürlich im Rahmen seiner Möglichkeiten, und die sind

von Mensch zu Mensch verschieden. Unser Nervensystem ist ein gutes Beispiel. Wir kommen ja sozusagen mit einem Basisprogramm auf die Welt. Alles, was außerhalb des Mutterbauches liegt, müssen wir erst erlernen. Das funktioniert am Anfang noch ganz unbewusst. Später müssen wir es uns durch Üben Wissen aneignen, ob fürs Abitur oder den Führerschein. Je älter wir werden, desto schwieriger wird es, neue Reize zu verarbeiten.
Das Gleiche gilt für unsere Muskulatur. Bis zum 30. Lebensjahr ist sie besonders empfänglich für Reize, die die Muskelfasern verdichten oder in ihrer Anzahl zunehmen lassen. Der Muskel wird kräftiger und sichtbarer. So ab 35 Jahren ist damit allerdings Schluss. Ein muskulärer Reiz kann das Erreichte erhalten, aber große Zuwächse sind auf natürliche Weise bei den meisten Menschen kaum noch möglich. Allerdings lohnt sich das Erhalten der Muskulatur, denn es kommt viel mehr auf die Funktion der Muskulatur an als auf das Aussehen. Letzteres ist aber durchaus ein positiver Begleiteffekt, denn wer im Alltag körperlich belastbar ist und nicht völlig aus der Form gerät, vermittelt einen attraktiveren Eindruck. Ob man will oder nicht, Letzteres spielt bei jedem Menschen eine unterbewusste Rolle in der Selbstwahrnehmung und hat nicht direkt mit Eitelkeit zu tun.
Es gibt jedoch einen Muskel, der als Ausnahme die Regel bestätigt und sich ein Leben lang trainieren lässt: der Herzmuskel. Hier ist mit über 35 Jahren noch lange nicht Schluss. Ausdauertraining hält das Herz kräftig und kann sogar bei Menschen, die bereits ein Herzproblem haben, die Lebenssituation deutlich verbessern. Betroffene können sich speziellen Herzsportgruppen anschließen, in denen genau darauf geachtet wird, dass das richtige Maß an Belastung den Herzmuskel stärkt und vorhandene Schädigungen kompensiert werden können. Es ist also niemals zu spät, mit Sport oder zumindest mehr Bewegung anzufangen!
Um Wiedereinsteigern einen möglichst guten Einstieg in die sportliche Aktivität zu ermöglichen, ist es ratsam, vorher einen Check-up machen zu lassen. Selbst für regelmäßig aktive Menschen kann das durchaus sinnvoll sein. Mit einer aussagekräftigen Analyse über die eigenen Belastungsgrenzen und den Gesundheitszustand kann man

nicht nur die Prävention sinnvoll auf die eigenen Bedürfnisse abstimmen, sondern auch besser Überlastungen vermeiden. Die schaden nämlich mehr, als sie nutzen. Im Extremfall kann es sogar zu lebensgefährlichen Situationen kommen, wenn zum Beispiel eine nicht bemerkte Herzmuskelentzündung oder -schädigung vorliegt. Also besser erst mal alles abchecken.
In der Regel wird ein Elektrokardiogramm, kurz EKG, durchgeführt. Zunächst in Ruhe in liegender Position. Am Oberkörper angebrachte Elektroden messen, ob es Unregelmäßigkeiten beim Herzschlag gibt, die es weiter zu untersuchen gilt. Ist so weit alles in Ordnung, geht es aufs Fahrrad oder aufs Laufband, wo ein EKG unter Belastung durchgeführt wird. In bestimmten Zeitabständen wird der Widerstand auf dem Fahrrad oder die Geschwindigkeit auf dem Laufband erhöht und währenddessen der Herzschlag sowie der Blutdruck und der Puls kontrolliert. Je höher der Widerstand oder die Geschwindigkeit gestellt werden kann, bis man erschöpft ist, desto »fitter« ist man im Sinne der körperlichen Leistungsfähigkeit.
Erschöpfung kann eintreten, weil die Muskeln ermüden oder das Herz-Kreislauf-System nicht ausreichend trainiert ist. Beides hängt natürlich zusammen, denn je mehr Blut und damit Sauerstoff das Herz in Richtung Muskulatur pumpen kann, desto länger kann diese die Tretarbeit verrichten. Wenn nicht mehr ausreichend Sauerstoff für die Verbrennung von Glukose zur Verfügung steht, bildet sich die Milchsäure (das Laktat). In diesem Fall spricht man vom anaeroben Bereich der Leistungsfähigkeit. Je länger man sich zuvor im aeroben Bereich bewegt, desto besser. Die Konzentration von Milchsäure wird während der Belastung im Blut gemessen und so genau bestimmt, bei welcher Belastung die individuelle anaerobe Schwelle (IAS) beginnt. Je trainierter das Herz-Kreislauf-System und die Muskulatur sind, desto länger kann die Belastung ausgehalten werden. Wenn Sie diese Schwelle kennen, ist es möglich, innerhalb eines bestimmten Pulsbereiches zu trainieren, um Ihre Belastungsfähigkeit gezielt zu steigern.
Ein weiteres Plus von regelmäßiger Belastung: Die Muskulatur wird gegenüber der entstehenden Milchsäure toleranter. Wie Sie in der Abbildung sehen, hält meine Muskulatur heute im Vergleich zu 2007

eine höhere Milchsäurekonzentration bei gleicher Leistung aus, obwohl sich die IAS kaum verschoben hat. Der allseits bekannte Muskelkater ist übrigens nicht allein durch die Milchsäure bedingt, sondern wird auch durch Mikroverletzungen verursacht. Die sind jedoch normal und helfen, den Muskel zu stärken. Das Leistungspotenzial und die Belastbarkeit nehmen zu, die Erschöpfung tritt immer später ein.

In Zukunft können Sie somit außergewöhnliche Belastungen einfacher wegstecken und sich anschließend entspannt zurücklehnen, anstatt am ganzen Körper den sanften Schmerz spüren zu müssen. Für all diejenigen, die diesen Schmerz lieben, gibt es eine gute Nachricht: Egal wie viele Trainings auf Ihrem Sportplan stehen, Sie werden immer wieder in den Genuss eines Muskelkaters kommen, sobald sie völlig neue Bewegungen durchführen. Doch je trainierter Sie sind, desto schneller wird Ihr Muskel regenerieren.

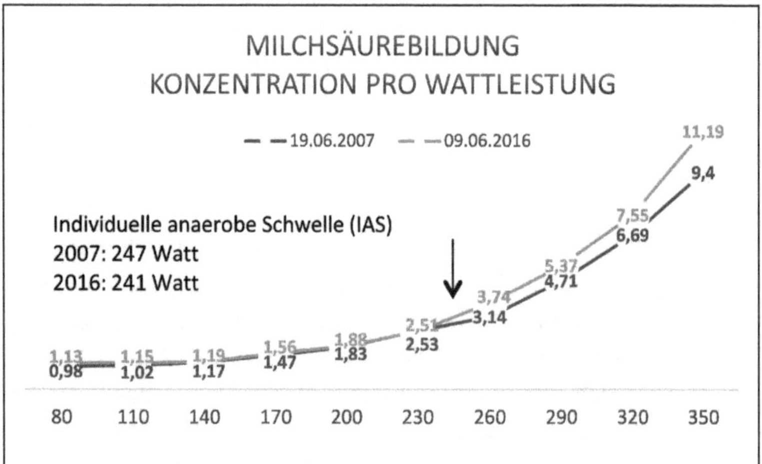

Faktencheck

Ich habe ein großes Herz – in mehrerlei Hinsicht. Rein physiologisch betrachtet ist der niedrige Ruhepuls ein gutes Anzeichen dafür, ob das Herz mit jedem Schlag eine große Menge Blut in den Kreislauf pumpt

oder ob es für die gleiche Menge öfter schlagen bzw. pumpen muss. Der Maximalpuls zeigt, wie schnell Ihr Herz schlagen kann, wenn Sie kurz vor der Erschöpfung stehen. Dies ist ein weiterer wichtiger Anhaltspunkt, um auch ohne Laktatmessung einen passenden Trainingspuls zu empfehlen, der Sie nicht überlastet.
Meist hilft diese einfache Formel: Maximalpuls minus Lebensalter. Die maximale Belastung, bei der ich erschöpft aufgegeben habe, war die letzten zehn Jahre konstant bei 350 Watt. Mit einer ganz normalen ausgewogenen Ernährung und regelmäßigem Sport gibt es also keinen Leistungsabfall, obwohl Paläo- und Vegan-Gurus dies gerne behaupten.
Ich sage das alles nicht, um anzugeben, sondern um Ihnen zu zeigen: Mit regelmäßiger Bewegung und ausgewogener Ernährung kann man sich eine gute Leistungsfähigkeit erhalten. Ohne Spezialernährung, ohne Eiweißshakes und ohne Pillen. Und für einen sehr großen Anteil der Bevölkerung ist noch einiges an Luft nach oben. Sie müssen keinen Leistungssport betreiben, um fit zu bleiben. Ein Krafttraining und ein bisschen Ausdauersport reichen vollkommen aus.

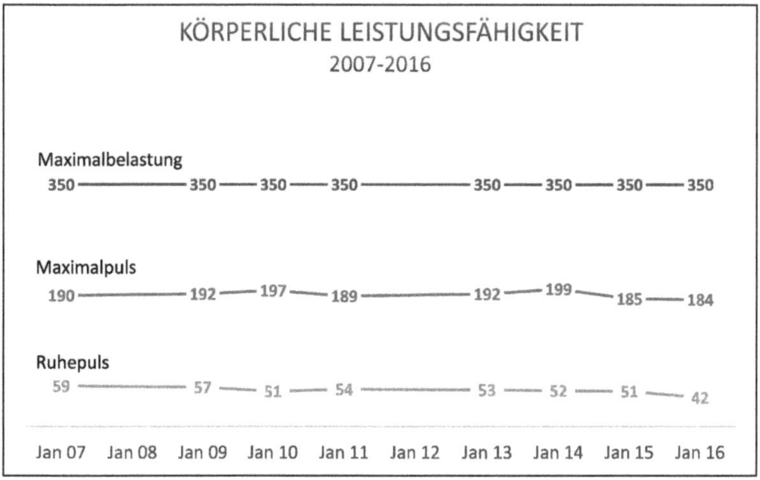

Warum Grenzwerte nicht alles sind

Zum Ende dieses Buchteiles noch ein paar Worte zu Grenzwerten. Sie werden durch die World Health Organization festgelegt und verfolgen die Strategie »Je niedriger, desto besser«. Dies hat auf der einen Seite den Sinn, möglichst früh eine nötige Therapie zu beginnen und nicht zu warten, bis die Erkrankung sich bereits manifestiert hat. Auf der anderen Seite werden so aber auch Diagnosen gestellt, obwohl die Patienten mitunter noch keinerlei erkennbare Symptome zeigen.

Da der medizinische Fortschritt immer neue Erkenntnisse bringt und die Messmethoden stetig besser und genauer werden, ist es immer wieder nötig, die Grenzwerte anzupassen. Beispielsweise lag der Nüchtern-Blutzucker-Grenzwert für einen Diabetes 1980 noch bei 144 Milligramm pro Deziliter, heute liegt er bei 126 Milligramm pro Deziliter. Niedrige Grenzwerte erlauben es, früh mit der Behandlung zu beginnen und ermöglichen so einen besseren Heilungserfolg.

Dennoch sollten Sie immer kritisch sein und lieber dreimal nachfragen, welche Behandlungsmöglichkeiten existieren. Es ist nicht ratsam, bei jeder Kleinigkeit sofort Medikamente einzunehmen. Wie an meinen eigenen Blutwerten beispielhaft gezeigt, kann es durchaus sein, dass ein Grenzwert mal überschritten wird. Das sollte Ihnen eine Orientierung liefern, in welchem Bereich Ihres Lebensstils eine Veränderung sinnvoll ist. Viele Faktoren normalisieren sich dank kleiner Eingriffe in unsere Gewohnheiten.

Obwohl die Wirksamkeit der modernen Medizin in vielen Bereichen erwiesen ist, sind doch viele Krankheitsursachen bis heute nicht vollends bekannt. In der Medizingeschichte wurde schon immer nach bestem Wissen und Gewissen einfach ausprobiert, was helfen könnte. Und wenn dann etwas funktioniert, wird es weiterverfolgt. Sicher weiß man heute viel mehr darüber, wie der menschliche Körper funktioniert und wie Krankheiten entstehen, aber mindestens genauso wichtig ist es, Körper und Geist aus eigener Kraft gesund zu erhalten. Dazu möchte ich Ihnen im letzten Teil des Buches einige Tipps geben.

TEIL 3

Langfristiges und effektives Gewichtsmanagement mit den 4 G

Sie haben es fast geschafft. Es ist nur noch ein kleines Stück, bis Sie Ihren eigenen Ernährungsweg gehen können. Es geht nun nicht darum, meinen Lebensstil oder den von irgendjemand anderem auf Sie zu übertragen. Viel besser: Picken Sie sich die Dinge heraus, die Ihnen guttun! Ich habe Ihnen gezeigt, dass sich eine ausgewogene Ernährung mit gelegentlichen Ausrutschern und einer Vorliebe für Erdnussbutter nicht negativ auswirkt. Eigentlich sollte ich mich nicht so in den Mittelpunkt stellen, wie ich es zuvor bei den Gurus noch kritisiert habe. Man kann von meinem Beispiel nicht automatisch auf andere Menschen schließen. Mir war aber wichtig, dass Sie Fakten präsentiert bekommen und folgende Aussagen für sich annehmen können:

> Es gehört nicht viel dazu, fit und gesund zu bleiben.
> Sie brauchen keine Pülverchen oder Pillen.
> Sie müssen auch nicht in Abstinenz leben, es sei denn, Sie wollen das.

Die große Anzahl von Diäten und Ernährungsweisen im ersten Teil des Buches liefert Ihnen sicher den einen oder anderen Hinweis, wie Sie sich ernähren können, um Ihr Ziel zu erreichen. Doch schauen Sie, was Sie mit den 4 G erreichen können!

Genuss – ohne den geht es nicht

Genießen ist uns in die Wiege gelegt. Der griechische Philosoph Aristippos hat schon früh erkannt, wie schön es ist, sich den ganzen Tag dem Genuss von allerlei Dingen hinzugeben – der Begriff des Hedonismus war geboren. Er bedeutet auf Altgriechisch Freude, Lust, Vergnügen und Genuss. Bereits Neugeborene reagieren mit Freude auf süße Lebensmittel und eher mit Ablehnung auf bitteren Geschmack. Es geht also schon früh los mit dem Genuss. Er ist so gesehen ein natürliches Signal, dass uns etwas guttut.

Dieses Gefühl hat viel mit unseren Sinnen zu tun. Gemeinhin entschlüsselt unser Gehirn basierend auf Erfahrungswerten, die wir uns aneignen müssen, bereits beim Hinsehen, ob es sich um einen Gaumenschmaus handelt oder doch um ein Ekelpaket. Das Gleiche gilt für Gerüche, die durch die Aromen in jedem Lebensmittel bereits ein spezifisches Mögen oder Nicht-Mögen auslösen, während das Aussehen zuweilen auch täuschen kann. Die nächste Station der Genusserkennung befindet sich im Mund. Dort sind die Geschmacksrichtungen süß, sauer, salzig und bitter angesiedelt. Ein weiterer Geschmack wird als fleischartig beschrieben und »umami« genannt.

Doch damit nicht genug. Es kommt auch auf das Mundgefühl an. Die Textur eines Lebensmittels hat in dieser Hinsicht einen entscheidenden Einfluss. Ist es breiig oder fest, schleimig oder cremig? Ist etwas fest, von dem wir normalerweise erwarten würden, dass es cremig ist? Das wird dem guten Geschmackseindruck eher abträglich sein. Deshalb spielt die Textur eine große Rolle, im Mund und auch zuvor, wenn wir Aussehen und Beschaffenheit des Lebensmittels prüfen. Letztere hat noch eine weitere wichtige Funktion. Denken Sie an das hörbare Knacken beim Biss in einen Apfel oder das Crunch-Geräusch von Kartoffelchips. Je nach Textur wird bei jedem Bissen mehr oder weniger Aroma freigesetzt, das dann von der Mund- zur Nasenhöhle aufsteigt und so erst richtig zur Geltung kommt. Ein Sonderfall ist der Geschmack von Scharfem, denn er wird durch die gleichen Mechanismen ausgelöst wie Schmerz- und Wärmeempfinden. Obwohl man bestimmte Lebensmittel mit »scharf« verbindet, ist es physiologisch gesehen kein Geschmackssinn.

Egal ob unverarbeitete oder verarbeitete Lebensmittel, wir nehmen sie mit allen Sinnen wahr, häufig automatisiert und unterbewusst. So entscheiden wir uns schnell für oder gegen ein Produkt, obwohl wir wissen, dass es ausreichend Alternativen gäbe – derzeit gibt es etwa 170 000 Produkte im deutschen Lebensmitteleinzelhandel. In einem Supermarkt sind es in der Regel um die 40 000, bei einem Discounter zwischen 800 und 3000. Fangen Sie an, Ihr Genussempfinden näher zu ergründen, indem Sie die Vielfalt nutzen.

> Notieren Sie für drei Wochen sämtliche Lebensmittel, die Sie regelmäßig einkaufen, ungeachtet dessen, ob diese nun als gesund gelten oder nicht. Die Gesamtzahl setzen Sie in das Verhältnis zu 170 000.
>
> Ihre Lebensmittel: ____ geteilt durch 170 000 mal 100 = ____ Anteil in Prozent
>
> Und? Sind Sie überrascht, wie vergleichsweise klein Ihre persönliche Auswahl ist?

170 000 Lebensmittel – Wer die Wahl hat, hat die Qual

Die große Auswahl ist auf der einen Seite ein Segen, denn noch nie in der Geschichte der Menschheit hatte man als Konsument solch eine Wahlfreiheit – zumindest in den westlichen Industrienationen. In manch anderen Regionen mangelt es nach wie vor an Grundnahrungsmitteln. Mit der großen Auswahl kommt allerdings häufig Verunsicherung auf, welches Produkt denn nun das richtige ist. Es macht einen Unterschied für unsere Auswahl, was es kostet und ob das Lebensmittel als gesund eingestuft wird. Die Preise weisen da ein breites Spektrum auf, das jedoch nicht parallel zum Gesundheitswert verläuft. Als Konsument bleiben die Fragen: War es das wert? Hat es geschmeckt? Kaufe ich es wieder? Was sich auf diese Weise entwickelt, sind Automatismen, die sich zwangsweise einspielen. Wir verfolgen eine Einkaufsroutine und eine Essroutine. Abwechslung bringen ab und an ein Restaurantbesuch oder das Kochen mit Freunden. Gleichzeitig wird von verschiedenen Seiten immer wieder bemängelt, dass es zu wenige Informationen über die Lebensmittel gibt, die in Supermärkten angeboten werden. Das betrifft besonders verarbeitete Produkte. Diese werden gerne für sämtliche Probleme in Sachen Gesundheit verantwortlich gemacht. Hinzu kommen noch die regelmäßigen Lebensmittelskandale. Das Bundesernährungsministerium will da Abhilfe schaffen: Im Juli 2016 feierte das Portal Lebensmittelklarheit.de sein fünfjähriges Jubiläum. Hier können Verbraucher melden, wenn Sie sich getäuscht fühlen oder irgendein anderes Problem entdeckt haben. Es geht vorwiegend um die Deklaration, die Zutatenlisten und die Aufmachung der Verpackung. Was hat das alles mit Genuss zu tun? Letztlich stellen wir uns heute vieles so vor, wie wir es in der Schule gelernt haben, wie wir es von unseren Eltern gehört oder in der Werbung suggeriert bekommen haben. Marketing und Werbung beeinflussen unseren Konsum sehr stark. So sehr, dass beim Lebensmittelkauf in der Regel ein Drittel des Einkaufs ungeplant erfolgt, ein Drittel wird beeinflusst von äußeren Impulsen, und nur das letzte Drittel ist tatsächlich überlegt und beabsichtigt.

Der Genusswert eines Lebensmittels ist allerdings nur ein Aspekt, der unsere Entscheidung beeinflusst und mit dem gezielt geworben wird. Der Gesundheitswert, den wir uns versprechen, ist in Anbetracht der vielen richtigen und falschen Informationen gar nicht so einfach auszumachen. Zunehmend spielen auch ökologische und ethische Eigenschaften des Lebensmittels eine Rolle. Wer kann schon hemmungslos genießen, wenn für das Produkt Tiere unter qualvollen Bedingungen gehalten werden oder die tropische Frucht mehr Bonusmeilen hat als man selbst? In einer Studie der Universität Jena gaben von 4000 befragten Vegetariern 63 Prozent an, wegen nicht akzeptablen Bedingungen in der Tierhaltung auf Fleisch zu verzichten. Nur 20 Prozent verzichteten aufgrund der Gesundheitseffekte, weitere 11 Prozent fanden Fleisch an sich einfach nicht besonders schmackhaft. All diese Faktoren beeinflussen das Kaufverhalten.

Die Frage, wie sich ein Lebensmittel lagern, verarbeiten und schließlich verzehren lässt, schwingt unterbewusst ebenfalls mit. Der Mensch ist von Natur aus faul, deshalb greifen wir so schnell zu Convenience-Produkten. Packung auf, Mikrowelle an, Essen fertig. Dieses Bedürfnis steht schnell im Widerspruch zu einem anderen Faktor: dem Nährwert. Mit den sogenannten »Superfoods« ist in den letzten Jahren ein neues Marktsegment generiert worden: exotische Früchte mit besonders hohem Gehalt eines oder mehrerer Nährstoffe. Ob Kale, Goji, Acai, Chia oder Teff – niemand in Europa hat in den letzten tausend Jahren einen Nährstoffmangel erleiden müssen, weil diese Lebensmittel hier nicht zu bekommen waren. Aber mit den exotisch klingenden Namen und ein bisschen Marketing lässt sich manch einer weismachen, dass dies die Lösung sämtlicher Zivilisationskrankheiten wäre.

Diese Exoten sind wirklich gesund und lecker, und es ist nichts verkehrt daran, dem eigenen Geschmack ab und an etwas Neues oder Außergewöhnliches zu präsentieren. Dabei sollte man jedoch nicht vergessen, dass es meist ein ähnliches Produkt aus dem heimischen, regionalen und saisonalen Gemüsebeet gibt, das deutlich günstiger und ökologisch verträglicher ist. Zudem sind die Umweltbedingungen in den fernen Anbauländern häufig nicht mit unseren Standards vergleichbar, sodass die ach so hochgelobten Produkte mit nennenswerten Rückständen an Cadmium, Blei, Mineralölen und polyzyklischen Kohlenwasserstoffen belastet sein können, wie die Zeitschrift *ÖKO-TEST* im April 2016 titelte.

Wie Sie anhand von diesen Beispielen sehen, hängt Genuss von vielen Einflussfaktoren ab, von physiologischen und psychologischen Erfahrungen und Prägungen. Je nach persönlicher Betroffenheit und Situation sind wir leider nur sehr eingeschränkt zu bewussten Entscheidungen in der Lage. Der Psychologe und Wirtschaftsnobelpreisträger Daniel Kahnemann spricht in diesem Zusammenhang von »Heuristiken«, was so viel wie »einfache Entscheidungsmuster« bedeutet. Diese denkt sich unser Unterbewusstsein mehr oder weniger eigenständig aus, wenn es häufiger mit ein und derselben Situation überfordert ist. Das Problem: Unser Verstand macht uns vor, dass wir diese Muster »willentlich« befolgen. Das ist einfacher, als sich jedes Mal zu stressen, wenn unser Verstand nach dem Sinn fragen könnte. Ist man sich dieser Einflussfaktoren aber erst einmal bewusst, kann man seine persönliche Auswahl mit ein paar Kniffen anpassen.

1. An allererster Stelle steht der direkt **erfahrbare Genuss.** Kein Lebensmittel, bei dem Sie das Gesicht verziehen und das Sie am liebsten wieder ausspucken wollen, bekommt eine zweite Chance. Ob ökologisch oder nicht, günstig oder teuer, spielt keine Rolle. So sind wir Menschen nun mal. Das wissen natürlich auch die Hersteller. Daher gibt es einen großen Baukasten an Zusatzstoffen, die Aroma und Geschmack in die Lebensmittel bringen, auch Fett und Zucker. Essen Sie, was Ihnen schmeckt, nur beachten Sie ein paar kleine Regeln.
   a) Genießen Sie verarbeitete Lebensmittel bewusst und nur gelegentlich. Wie das geht, wird gleich im Kapitel *Gleichgewicht* vorgestellt. Sie können sich durchaus ein paar Prinzipien der Vollwertkost oder des Clean Eating zu eigen machen.
   b) Kochen Sie selbst und kaufen Sie die Zutaten selbst ein. Wenn Sie verarbeitete Produkte essen möchten, setzen Sie sich eine Grenze, beispielsweise, dass Sie nur solche essen, deren Zutatenliste Sie verstehen oder die nicht mehr als fünf Zutaten beinhalten. Schaffen Sie sich Ihre eigene und vor allem einfache Orientierung.
2. Genauso wichtig ist der **korrekte Genuss.** Was genau das bedeutet, müssen Sie für sich selbst entscheiden. Objektiv gibt es kein Gut und kein Schlecht. Natürlich gibt es Labels für Fair Trade, ökologischen Anbau und auch Tierwohl. Das könnte ein erster Schritt sein, wenn Ihnen diese Dinge wichtig sind. Auch hier gibt es Kritiker, die teilweise zu Recht behaupten, dass damit Fehlverhalten immer noch nicht ausgeschlossen werden kann. Das stimmt, es gibt keine absolut ethisch korrekte Produktion von irgendeinem Gut, wenn es in möglichst großer Stückzahl gefertigt und für möglichst viele Menschen verfügbar sein soll. Der Philosoph und Gastrosoph Harald Lemke schlägt deshalb eine 80:20-Ethik vor.

a) In 80 Prozent Ihrer Zeit sollten Sie versuchen, ethisch möglichst korrekt zu handeln, nicht nur beim Essen.
b) Erlauben Sie sich in 20 Prozent der Zeit, den Zwängen des Alltags nachzugeben. Wenn es nicht immer möglich ist, ökologisch produzierte Lebensmittel zu kaufen oder das Bio-Restaurant aufzusuchen und die Herkunft des Kaffees zu erfragen, dann ist das okay. Ebenso wie einfach mal über den Hunger zu essen.
c) Sie können auch eine 60:40-, 50:50- oder 20:80-Ethik praktizieren. Sie werden merken, dass alleine die Tatsache, dass Sie sich mit dieser Frage beschäftigen, bereits zu einer Verhaltensänderung führen kann, die auch die Art, wie Sie genießen, verändern wird.

3. **Gesundheit.** Dazu ist schon viel geschrieben worden, nicht nur in diesem Buch. Schwarz-Weiß lässt sich am einfachsten unterscheiden, ist aber leider nicht immer richtig. Allzu oft werden Zusammenhänge zwischen Faktoren hergestellt, die gar nichts miteinander zu tun haben. Was ökologisch angebaut wurde, ist nicht automatisch gesund. Fleisch von Tieren, die ein glückliches Leben hatten, ist nicht automatisch gesund. Lebensmittel, die unter fairen Bedingungen produziert wurden, sind nicht automatisch gesund. Die Liste lässt sich fortsetzen mit sämtlichen Behauptungen, die dank Marketing zu mehr Umsatz führen sollen. Wirklich überprüfen können NUR SIE Ihre eigene Gesundheit. Und wenn es um den Gesundheitswert der Lebensmittel geht, reicht es nicht, lediglich den Zucker- oder Fettgehalt zu prüfen. Da müssen Sie *für sich selbst* zwei Fragen beantworten: Wie nehme ich nur so viel Energie auf, wie ich am Tag verbrauche, und decke ich damit meinen Bedarf an Nährstoffen, Vitaminen, Mineralstoffen und Spurenelementen? Welche Lebensmittel bringen mir höchsten Genuss? Ja, der Genuss spielt auch in der Wahrnehmung des Gesundheitswertes eine bedeutende Rolle.
a) Viele Menschen verbinden den Begriff »Essen« mit dem Empfinden von »Genuss«, während wir »Ernährung« viel stärker mit »Gesundheit« assoziieren. Das Paradoxe: Beides ist un-

trennbar miteinander verbunden. Essen ist eine Dimension der Ernährung, die uns durch das Genusserlebnis unmittelbar mehr prägt als die vielen weiteren Dimensionen der Ernährung, die jedoch auch die Gesundheit betreffen.

b) Für den Genuss spielt Gesundheit eher eine unterbewusste Rolle, doch sollte man sich nicht von falschen Versprechungen zur Gesundheit verleiten lassen.

4. Die **Bequemlichkeit** macht uns beim Genießen häufig einen Strich durch die Rechnung. Anstatt unsere feinen Sinne mit natürlichen Aromen zu trainieren, greifen wir gerne auf Fertigprodukte zurück, die uns ein ebenso starkes Genusserlebnis vermitteln können. Auch hier bietet sich eine 80:20-Orientierung an. Convenience ist manchmal praktisch und erleichtert den Alltag, deshalb braucht man kein schlechtes Gewissen haben. Tiefkühlpizza und Tütensuppe können ab und an sehr gut schmecken, doch bemühen Sie sich, so oft wie es geht aus den verfügbaren saisonalen und regionalen Lebensmitteln Ihr Essen selbst zuzubereiten.
5. **Nährwert.** Wenn Sie sich ausgewogen ernähren, können Sie keine Fehler machen. Abgesehen von Jod, Folsäure und Vitamin D ist ein Mangel sehr unwahrscheinlich, wie die letzte Verzehrstudie für Deutschland bewiesen hat. Sparen Sie sich also das Geld für Nahrungsergänzungsmittel, Superfoods und angereicherte Lebensmittel, solange es keinen Anhaltspunkt für einen Mangel gibt. Sie können grenzenlos genießen! Hauptsache, von allem etwas und insgesamt nicht zu viel.

Genügsamkeit – Maß halten muss nicht schwer sein

Das bereits oft beschriebene Dilemma zwischen unserer Steinzeit-Programmierung und dem Leben im Überfluss lässt sich leider in absehbarer Zeit nicht lösen. Die Evolution benötigt dafür sicher noch mal eine Million Jahre, wenn nicht mehr. Also müssen wir uns mit ein paar Tricks selber anpassen. Dabei spielen unsere Sinne wieder eine Rolle, aber auch unsere kulturelle Prägung sowie einige physiologische Prinzipien. Man kann Genügsamkeit sicher als eine Tugend verstehen, die sich allerdings schnell ergibt, wenn wir uns einige Vorgänge in unserem Körper bewusst machen und uns über den Wert von Lebensmitteln im Klaren sind.

Wie Fixierung unser Denken einschränkt

Unser Bewusstsein sagt uns, wie wir die Welt sehen. Anders könnten wir die Millionen von Reizen gar nicht verarbeiten, ohne dabei den Verstand zu verlieren. Täglich fällen wir etwa 200 Entscheidungen, die mit unserer Ernährung zu tun haben. An wie viele können Sie sich alleine heute noch erinnern? Auf der anderen Seite verfallen wir in Routinen und Automatismen, die uns bei der Auswahl unserer Lebensmittel einen gewissen Takt vorgeben. Doch auch essen ist eine Frage des Bewusstseins. Ob wir über die Stränge schlagen oder nur so viel essen, bis wir satt und glücklich sind, können wir bewusst beeinflussen. Gerade das Glücksgefühl ist ein entscheidender Faktor, der sich bei Mahlzeiten auf unser Belohnungssystem auswirkt, ähnlich wie bei Rauschmitteln, nur nicht so stark und ohne das Abhängigkeitspotenzial.

Wir werden bereits sehr früh auf bestimmte Lebensmittel konditioniert. Solche, die süß schmecken, und auch solche, die salzig oder fettig schmecken. Kämen alle drei zusammen, wäre das die ultimativ prägende Geschmacksexplosion. Psychologisch gesehen haben wir Fixierungen, die wir nicht ohne Weiteres aufgeben können. Hier sind Ernährungsberater hilfreich, die mit uns diese Fixierungen und Muster aufspüren. Mit einem kritischen Blick auf uns selbst können wir reflektieren, welche Fixierungen bei uns vorhanden sind. Folgende gilt es zu unterscheiden:

Zielfixierung: Was ist der Grund, aus dem wir essen? Welches Ziel soll damit erreicht werden? Befinden wir uns in Gesellschaft oder haben wir einfach nur Durst? Ist Mittagspause? Sind Kollegen in der Nähe oder bin ich alleine? Esse ich, um des Ernährens wegen, um Nährstoffe aufzunehmen, oder weil mir das Wasser im Munde zusammenläuft? Diese und viele ähnliche Fragen können Aufschluss darüber geben, welche Motivation uns zum Essen bringt oder vielleicht ein »normales« Essverhalten verhindert.

MACHEN SIE DEN TEST

Beantworten Sie für sich die Frage: »Warum habe ich gegessen?«

❍ Gewohnheit ❍ Hunger ❍ Langeweile ❍ Stress
❍ Lust, Freude ❍ Sonstiges:
Ich war anschließend ❍ satt ❍ »pappsatt« ❍ hungrig
❍ glücklich ❍ unglücklich

Diese Fragen können Sie im Rahmen eines Ernährungsprotokolls beantworten, das Sie zum beliebig häufigen Kopieren im Anhang finden.

Designfixierung: Wie spricht mich ein Lebensmittel an? Darf es ein »Misfit« sein, also eine Karotte mit zwei Beinen oder eine Kartoffel mit Ohren? Nicht nur unverarbeitete Lebensmittel bewirken bereits bei ihrem Anblick, dass uns das Wasser im Munde zusammenläuft. Unternehmen verbringen viel Zeit damit, durch eine Innovationsmethode, die sich »Design Thinking« nennt, ein Produkt möglichst kundenorientiert zu entwickeln. Ziel ist es, dass wir dem Produkt überhaupt nicht widerstehen können. In vielen kleinen und schnellen Schritten wird das Produkt in seiner Beschaffenheit angepasst, von ausgewählten Konsumenten getestet und wieder angepasst, so lange, bis man genau die Erwartungen der Konsumenten trifft. Ein schönes Beispiel ist die Entwicklung beim Softdrink-Hersteller Pepsi. Mithilfe des Design Thinking wurden mehrere Flaschen erprobt und verschiedenen Zielgruppen angeboten. Von umweltbewussteren Kunden wurde beispielsweise die grüne Flasche häufiger gekauft, da sie sich eher von diesem Design angesprochen fühlten. Das Gleiche funktioniert mit gesundheitsbewussten Menschen, Fitnessfreaks und alternativen Geistern. Für jede Zielgruppe gibt es das passend designte Produkt. So entsteht eine Designfixierung.

MACHEN SIE DEN TEST

Was spricht Sie bei Ihren Lieblingsprodukten besonders an?

❍ Farbe ❍ Form ❍ Haptik ❍ Gesamteindruck ❍ Markenlogo ❍ Etikett

Und nun stellen Sie sich die Frage: Warum?

Antwort: ....

....

....

Schreiben Sie Ihre Antwort auf und beobachten Sie sich beim nächsten Kauf.

Trifft Ihr festgehaltener Eindruck zu?

Antwort: ....

....

....

Funktionale Fixierung: Was fange ich mit dem Lebensmittel an? Kann ich aus Äpfeln nur Apfelkompott machen oder auch eine herzhafte Speise? Ist es gesund? Lebensmittel werden zwangsweise mit unterschiedlichen Verwendungsmöglichkeiten und Nutzen verbunden. Aus Kartoffeln kann man Pommes machen oder auch Kartoffelsalat. Mit Kartoffeln kennen wir uns in Deutschland historisch bedingt natürlich sehr gut aus. Doch was ist beispielsweise mit Reis? Den kochen wir meistens als Beilage. In Asien gibt es zig weitere Verwendungen, von alkoholischen Getränken bis hin zu Snacks und

Kosmetika. Eine einfache Zubereitung und vertraute Verwendung sind daher ebenfalls Ursachen für eine Fixierung. Morgens die Müslipackung aufzumachen und nach Zugabe von Milch bereits das Frühstück zu verzehren, ist allemal einfacher und geht schneller, als ein Brot zu schneiden und zu belegen. Schon die Entscheidung des Belags kann einige Zeit in Anspruch nehmen. Eine weitere Form der funktionalen Fixierung ist ein mit dem Lebensmittel in Verbindung gebrachter gesundheitlicher Nutzen. Die sogenannten Functional Foods versprechen, besonders gesund zu sein, weil sie irgendeinen Stoffwechselprozess in Gang bringen sollen. Das veranlasst dazu, besonders viel von dem vermeintlichen Heilsbringer zu essen. Manchmal dann aber leider zu viel.

MACHEN SIE DEN TEST

Welche Funktionen/welchen Nutzen versprechen Ihre häufig verzehrten Lebensmittel?

❍ Gesundheit ❍ schnelle Zubereitung ❍ Anerkennung
❍ Schönheit ❍ Cleverness

Und nun stellen Sie sich die Frage: Können diese Produkte den erwarteten oder versprochenen Nutzen tatsächlich erfüllen?

Antwort: ....

....

....

Und wenn ja, warum meinen Sie das?

Antwort: ....

....

....

Mit diesen Beispielen für unterschiedliche Handlungsmuster sollte Ihnen bewusst werden, dass es uns manchmal schwerfällt, genügsam zu sein, anstatt noch mal nachzulegen. Gerade in Kombination mit dem Faktor Genuss können wir durch unsere Fixierung häufig nicht widerstehen. Dabei erliegen wir psychologischen Einflüssen, die wir nicht ohne Weiteres verändern können, wenn wir uns nicht die richtigen Fragen stellen. Genügsamkeit ist uns aber zum Glück auch ein Stück weit angeboren, und wenn wir sie verlernt haben sollten, können ein paar Tricks helfen, sie wiederzuentdecken.

Wie wir satt und satter werden

Die Sättigung ist unser natürlicher Genügsamkeitssensor, doch wann wir tatsächlich satt sind, entscheidet ein komplexes Zusammenspiel von biochemischen und mechanischen Signalen. Solange sie funktionieren. Einen wichtigen Einfluss hat dabei unser Blutzuckerspiegel. Ist er hoch (aber nicht zu hoch!), ist man satt. Ist er zu niedrig, ist man hungrig. Schwankt er irgendwo dazwischen, ist man anfällig für kleine Sünden, weil man weder richtig hungrig noch richtig satt ist. Unser Körper hält den Blutzuckerspiegel im Laufe des Tages möglichst konstant, indem entweder Zucker über die Nahrung aufgenommen oder aus körpereigenen Reserven freigesetzt wird. Kleinere Schwankungen stecken wir daher normalerweise recht gut weg. Doch jedes Mal, wenn der Blutzucker leicht abfällt, kommt es zu einem kleinen Hungerimpuls, bevor die körpereigenen Reserven automatisch für einen Ausgleich sorgen. Dieses Zeitfenster sollten Sie erkennen lernen und ganz einfach reagieren: Tun Sie nichts! Für etwa sechs bis zwölf Minuten müssen Sie stark sein, dann geht es wie gewohnt weiter. Lenken Sie sich mit einer Ersatzhandlung ab, gehen Sie beispielsweise kurz zum Kopierer oder bringen Sie den Müll raus. Es hilft, Sie werden sehen!

Insulin ist eng mit dem Blutzuckerspiegel verbunden, da es immer ausgeschüttet wird, wenn der Blutzucker ansteigt. So bewirkt es über Insulinrezeptoren in unserem Gehirn einen Sättigungseffekt. Bei einer Insulinresistenz wird dieser Mechanismus ausgehebelt, wie neuere Forschungen zeigen konnten. Das heißt, es wird nicht nur weniger Zucker in die Zellen aufgenommen, wenn diese insulinresistent geworden sind, sondern auch der Sättigungseffekt bleibt aus. Das ist doppelt schlimm, da wir so trotz hoher Blutzuckerspiegel immer weiter essen wollen.

Manche Diäten setzen auf einen anderen »Insulin-Effekt«: Insulin bewirkt auch die Einlagerung von Nahrungsfett und überschüssigem

Zucker in Form von Fettdepots. Da wir dies vermeiden wollen, empfehlen viele Low-Carb-Diäten abends oder sogar ab mittags nur noch proteinreiche Kost. Mit dieser Art der Ernährung sind Sie dank der Proteine gesättigt und treiben den Insulinspiegel nicht in die Höhe. Allerdings ist die Behauptung etwas übertrieben, dass dadurch über Nacht besonders viel Fett verbrannt werden würde, weil kein neues Fett aufgebaut wird.

Prinzipiell ist es nicht schlecht, den Insulinspiegel möglichst niedrig zu halten, indem man raffinierten Zucker in Maßen genießt und sonst komplexe Kohlenhydrate bevorzugt, die hauptsächlich in pflanzlichen Lebensmitteln vorkommen. Fett verbrennen Sie allerdings nur – solange Sie nicht in einem Hungerzustand sind, und den sollte auch eine Diät nicht auslösen –, wenn Sie ausreichend Energie verbrauchen und für die Fettverbrennung genügend Sauerstoff zur Verfügung steht. Das geht mit Bewegung im aeroben Trainingsbereich, den Sie bei einem Belastungstest ermitteln lassen können. Der Abbau von Fett im Körper ist nämlich strikt auf Sauerstoff angewiesen, um die Fettsäuren aufzuspalten. Wer Ernährungswissenschaften studiert, lernt das im zweiten Semester, aber Marketing-Profis erzählen weiter Märchen über Fatburner und Fettkiller. Beispielsweise die Carnitin-Legende. Sie ist als Fatburner ebenso ein Mythos wie die Behauptung, einzelne Lebensmittel seien besonders gute Fettkiller.

Fett ist keineswegs eine träge Masse, sondern bildet im Körper ein Hormon mit dem Namen Leptin. Dieses Hormon steigt in seiner Konzentration an, je mehr Fettgewebe vorhanden ist, und soll so signalisieren, dass es nicht nötig ist, weitere Fettreserven aufzubauen. In Experimenten mit Mäusen, denen durch Genmanipulation die Fähigkeit genommen wurde, Leptin zu bilden, wurde beobachtet, dass sie im Vergleich zu normalen Mäusen sehr schnell deutliches Übergewicht aufbauen, wenn sie so viel Nahrung essen können, wie sie wollen. Der Leptineffekt ist seither unbestritten.

Zusätzlich spielt die Konzentration freier Fettsäuren im Blut eine Rolle für die Sättigung, ähnlich wie die Blutzuckerkonzentration. Die Lager streiten sich da ein bisschen, welcher Mechanismus mehr Ausschlag gibt. Der Harvard-Mediziner David Ludwig schreibt in seinem 2016

erschienenen Buch »Nimmersatt« den Fetten eine herausragende Rolle für die Sättigung zu und empfiehlt eine »High Fat«-Diät. Ob das wieder ein neuer Trend sein soll, wird sich zeigen. Wie Sie bis hier erfahren konnten, ist Sättigung etwas komplexer geregelt. Zudem hat sich herausgestellt, dass bei Menschen mit starkem Übergewicht die Wirkung des Leptins nachlässt, ähnlich wie bei Insulin. Es entsteht quasi eine Leptinresistenz. Die Reaktion ist die gleiche: Wenn dauerhaft Leptin vorhanden ist, macht die Zellkommunikation irgendwann die Schotten dicht. Für die Betroffenen ist das keine gute Nachricht, da somit ein zweiter Sättigungsmechanismus außer Kraft gesetzt wird. Zur Normalisierung kann wie auch bei der Insulinresistenz nur eine langfristige Ernährungsumstellung und Gewichtsreduktion beitragen. Leptin sorgt zudem im Hypothalamus, wo es auch wirkt, dafür, dass die Produktion einiger anderer Hormone sinkt, die uns ein Hungergefühl signalisieren. Damit uns überhaupt bewusst wird, ob wir hungrig oder satt sind, brauchen wir diese Hormone. In unserem Magen gibt es ein Hormon mit dem Namen Ghrelin. Ich denke dabei immer automatisch an »Gremlins«, die allesfressenden kleinen Monster in dem gleichnamigen Film aus den Achtzigern. Das passt ganz gut, denn bei leerem Magen wird dieses Hormon in der Magenschleimhaut gebildet und gelangt über die Blutbahn zum Hypothalamus, wo es daraufhin die Produktion von Neuropeptid Y ankurbelt. Wir bekommen Hunger. Leptin stoppt die Produktion von Neuropeptid Y, wenn wir ordentlich gegessen haben. Wir werden satt.
Eine nicht unwichtige Rolle spielt in diesem Konzert des Hungers und der Sättigung auch noch das Sucht-, Glücks- und Leistungshormon Dopamin. Es lässt uns schon beim Anblick eines leckeren Kuchens Lust aufs Essen bekommen. Letztlich geben wir damit einem Urtrieb nach, denn für den Körper war es äußerst wichtig, sich möglichst schon beim bloßen Anblick einer Nahrungsquelle in deren Richtung zu bewegen. Heute bringt dieser Kuchen-Sensor unser Energiegleichgewicht allzu oft durcheinander, denn mittlerweile haben wir Nahrungsquellen im Überfluss.
Bei genauer Betrachtung gibt es fünf Ansatzpunkte, an denen Sie den Sättigungskreislauf durchbrechen und kontrollieren können.

1. *Vor der Nahrungsaufnahme:* Sie können nicht gegen den Hunger ankämpfen. Sieht der Mensch Essen, wenn er nicht gesättigt ist, will er es haben. Dopamin und andere Scharfmacher lassen grüßen. Entfernen Sie daher sämtliche »Naschfallen« aus Ihrem alltäglichen Sichtfeld. Wenn das nicht reicht und Sie trotzdem an den Schrank oder die Schublade gehen, verlegen Sie Ihr Süßigkeitendepot in einen anderen Raum oder nutzen Sie ein verschließbares Gefäß. Jeder zusätzliche Schritt, den Sie gehen müssen, um ans Ziel zu kommen, wird Sie unterbewusst davon abhalten, Ihrem Verlangen nachzugeben. Steht die Keksdose dagegen direkt neben Ihnen auf dem Schreibtisch, wissen Sie sicher nur zu gut, was passiert.
   Der wichtige Effekt bei diesen Maßnahmen ist, dass Sie Ihr eigenes Verhalten reflektieren. Je mehr Schritte Sie bis zum Ziel überwinden, desto mehr werden Sie darüber nachdenken, was Sie gerade dazu verleitet, Süßigkeiten essen zu wollen. Und mit jedem Schritt werden Sie sich fragen, ob es wirklich nötig ist. Ist Ihr Wunsch wirklich stark, werden Sie alle selbst errichteten Hürden nehmen – und das ist auch okay. Ist es aber nur ein spontaner Appetit oder eine Ersatzreaktion, werden Sie leichter davon ablassen können, je mehr Hürden Sie überwinden müssen.
2. *Während der Nahrungsaufnahme:* Geben Sie Ihrem Körper die Zeit zu erkennen, dass Sie bereits essen. Manchmal kommt er nicht so schnell mit. Zur Zeit des Urmenschen lag zwischen der Sichtung des potenziellen Lebensmittels und dem Verzehr ein nicht unwesentlicher zeitlicher Abstand für Beschaffung und Zubereitung. Heute muss Ihr Körper mehrere 1000, wenn nicht 10 000 Jahre Evolution in ein paar Sekunden bewältigen, weil das Essen in kürzester Zeit vom Teller in den Mund wandert. Kauen Sie daher gründlich, das schafft Zeit, und wie Wissenschaftler der Brigham Young University 2015 gezeigt haben, hilft auch das Zählen der Bissen, die Sie verzehren. Scheinbar bewirkt die Konzentration auf die Anzahl der Bissen eine ausreichende Ablenkung. Unterm Strich lautet die Empfehlung: Bewusst langsam essen!

3. *Im Magen:* Ihr Magen ist neben dem Kopf das Zentrum des Hungers und der Sättigung. Sorgen Sie dafür, dass er niemals komplett leer ist. Das können Sie tun, indem Sie ausreichend zuckerfreie Schorlen und Tees oder auch Kaffee mit etwas Milch trinken. Das hilft zwischen den Hauptmahlzeiten. Bringen Getränke alleine Ihnen nicht den gewünschten Effekt, probieren Sie Folgendes aus: Essen Sie einen ballaststoffreichen Snack, zum Beispiel einen Apfel oder Joghurt mit einem Esslöffel Getreidekleie. Dann trinken Sie wie gewohnt weiter, am besten direkt im Anschluss an den Snack einen Viertelliter. Gemeinsam mit der Flüssigkeit quellen die Ballaststoffe auf, dehnen den Magen und es ist ein Klacks, die Zeit bis zur nächsten Mahlzeit zu überstehen.
4. *Im Blut:* Auch wenn Low Carb nicht funktioniert, weil Sie weniger Kohlenhydrate aufnehmen, sondern schlicht, weil Sie weniger Energie aufnehmen und sich lediglich an den Kohlenhydraten orientieren, ist doch etwas dran am niedrigen Kohlenhydratanteil. Große Blutzuckerschwankungen werden vermieden und damit auch erhöhte Insulinspiegel. Vermeiden Sie schlichtweg Süßes zwischendurch und probieren Sie ruhig mal einen Süßstoff aus. Gerade bei Getränken. Die Bedenken gegen Süßstoffe sind nämlich weitgehend unbegründet. Genauso, wie Sie sich mit Wasser zu Tode trinken könnten, sollten Sie nicht den ganzen Tag Süßstoffe in sich hineinschaufeln. Doch in Maßen sind sie völlig okay. Die Light-Variante eines Soft-Drinks zum Mittagessen oder andere zuckerreduzierte Lebensmittel in den Speiseplan einzubauen, ist keineswegs verkehrt. Ansonsten fahren Sie gut mit etwas Obst oder Trockenfrüchten.
5. *Beim Fettgewebe:* Versuchen Sie, Übergewicht möglichst zu vermeiden. Damit sind nicht ein bis zwei Kilo zu viel auf den Hüften oder ein Body-Mass-Index über 25 gemeint, sondern massive Gewichtszunahmen. Der menschliche Körper ist ein Meister darin, die angefressenen Reserven bis zum Äußersten zu verteidigen. Es ist also eine gute Idee, nicht ständig neue Reserven anzulegen.

Gleichgewicht – Ernährung und Bewegung als Ausgleich im Alltag

Yin und Yang, Yoga und Work-Life-Balance. Das Gleichgewicht muss etwas sehr Wichtiges sein, wenn so viele Philosophien, Heilslehren und Managementkonzepte aus aller Welt sich damit befassen. Ob Chemie, Physik oder eben die Physiologie des Körpers, alles strebt immer wieder einem Gleichgewicht entgegen. Energetisch betrachtet ist dies der stabilste Zustand, in dem keine Explosionen zu erwarten sind, aber eben auch keine großen Veränderungen. In der Systemtheorie gilt beispielsweise der Grundsatz, dass ein System sich immer so entwickelt, dass es einen stabilen Zustand erreicht.
Theoretisch zumindest, denn unser Alltag lehrt uns immer wieder, dass es genügend Faktoren und Einflüsse gibt, die sich nicht planen lassen und die schöne Ruhe und gewohnte Sicherheit unerwartet stören können. Das System gerät aus dem Gleichgewicht. Wir sind im Großen und Ganzen alle in der Lage, unser Leben so zu regeln, dass wir den größten Teil davon genießen können. Wenn wir aber das Gefühl haben, dass es gerade nicht läuft, gibt es ausreichend Ratgeber, die uns die ultimative Lösung versprechen. Und jedes Jahr werden es mehr. Müssten da nicht alle Menschen glücklich und zufrieden sein?
Nun, im realen Leben funktioniert das, was beim einen funktioniert hat, nicht zwangsweise auch bei jemand anderem. Eigentlich sogar in den seltensten Fällen. Wenn etwas funktioniert, dann zumeist, weil man angefangen hat, sein Leben in die Hand zu nehmen. Ob der Grund nun ein Ratgeber war oder ein persönliches Erweckungserlebnis, ist am Ende völlig egal. Wichtig ist, dass Sie am Ball bleiben.
So wie jeder ein Glücksforscher ist und nur individuell für sich selbst das Glück finden kann, gibt es auch beim Thema Ernährung alle möglichen Theorien, die ewige Gesundheit versprechen. Welche davon für Sie persönlich passt, können nur Sie selbst herausfinden. Doch beachten Sie: Während für Ihr Glück einige äußere Bedingungen erfüllt sein müssen, die Sie nicht immer beeinflussen können, können Sie bei Ihrer Ernährung ziemlich viel selber bestimmen. Für

viele Menschen bedeutet das schon ein kleines bisschen Glück. Für manch einen wird es gar so wichtig, dass er sich komplett über die Ernährungsweise definiert, was im Extremfall zu einer Essstörung mutieren kann. Andere bekommen aus der Ernährung gar keine Glücksmomente mehr, sie essen nur noch wahllos. Reiz- und Sättigungsüberflutung nennt man das.

Ihr Stoffwechsel ist so individuell wie Sie selbst, deshalb lassen sich auch nicht irgendwelche Konzepte, die sich ein Promi oder Guru ausgedacht hat, mit demselben Erfolg auf Sie übertragen. Genauso wenig stimmt jedoch die pauschale Laberei, man müsse nur essen, was einem schmeckt, weil der Körper sich das holt, was er braucht. Auf diese Weise landen viele bei zu viel des Guten. Halten Sie Ihren Stoffwechsel lieber im Gleichgewicht! Nehmen Sie nicht mehr Energie auf, als Sie verbrauchen. Und lernen Sie Ihre Gewohnheiten kennen, denn die bringen Sie leicht aus dem Gleichgewicht. Ändern Sie Ihre Gewohnheiten lieber, indem Sie sie als Schlüssel zum Erfolg benutzen.

Ernährung – die eine Seite des Gleichgewichts

Ernährung ist Energie plus Nährstoffe, rein physikalisch und physiologisch betrachtet. Jedes Lebewesen auf dieser Erde macht bei der Nahrungsbeschaffung eine einfache Rechnung auf: Kostet mich die Nahrungsbeschaffung mehr Energie, als ich durch diese Nahrung erhalte? Je größer die Aussicht auf zusätzliche Energie, desto attraktiver ist die Nahrungsquelle. Je kleiner die Energie, oder wenn es gar ein Minusgeschäft wird, desto unattraktiver erscheint die Nahrungsquelle. Ökologen und Evolutionsbiologen bezeichnen dieses Verhalten als Theorie der optimalen Nahrungssuche. Für uns Menschen funktioniert diese Rechnung leider nicht mehr in jedem Fall. Nahrung ist in den industrialisierten Ländern zu jeder Zeit, in beliebiger Menge und zu einem vergleichsweise geringen Preis erhältlich. Das führt dazu, dass wir auf dieser Seite des Gleichgewichts, der Energiezufuhr durch Nahrung, schnell die Kontrolle verlieren. Umso wichtiger ist es, ein paar Orientierungspunkte zu haben, mit denen Sie die Evolution überlisten können.

Schritt 1: Ihr Tag – zirkadiane Rhythmik und Ernährung

Aufstehen, zur Arbeit oder zur Schule gehen, heimkommen, schlafen. Außer bei Kleinkindern und Senioren dürfte dieser Tagesablauf so oder so ähnlich bei den meisten von uns stattfinden. Irgendeinen mehr oder weniger strukturierten Tagesablauf hat schließlich fast jeder. Spielen wir es mal durch. In der Regel trinke ich nach dem Aufstehen zu Hause eine Tasse Kaffee und mache mich um 8 Uhr auf zur Arbeit. Auf dem Weg esse ich meist einen Apfel (warum, werden Sie später sehen). Im Büro angekommen trinke ich Wasser oder Kaffee, bis zwischen 11 und 12 Uhr das Mittagessen stattfindet. Danach genehmige ich mir, falls möglich, einen kleinen Snack, Obst oder auch mal Kuchen, bis ich gegen 18 oder 19 Uhr den Heimweg antrete. Zu Hause angekommen nasche ich ein oder zwei Teelöffel Erdnussbutter, da es bis zum Abendessen noch ein bisschen dauert. Erst gegen 21 Uhr essen wir. Bis dahin habe ich eine halbe Stunde Sport, meist Joggen oder ein Krafttraining, gemacht, sodass ich nach dem Abendessen die Zeit ganz entspannt verbringe, bis ich zwischen 23 und 24 Uhr, manchmal auch erst nach Mitternacht, wieder im Bett liege.

Am Wochenende sieht es freilich etwas anders aus. Da wird zumindest am Sonntag ausgeschlafen, und gegen Mittag findet ein ausgiebiges Frühstück statt. Den Tag verbringen wir mit allem Möglichen, vielleicht auch ein bisschen Bewegung, und gegen 19 oder 20 Uhr wird gekocht und zu Abend gegessen. Vielleicht gibt es zwischendurch noch einen Kaffee mit Gebäck oder Kuchen. Auch der Samstag kann so aussehen, doch meist ähnelt er eher einem Wochentag.

Warum ich Ihnen meinen nicht sonderlich spektakulären Tagesablauf so detailliert erläutert habe? Weil ich Ihnen zeigen möchte, was ich im Laufe des Tages esse. An Arbeitstagen gibt es Mittagessen und Abendessen plus einen Snack (Apfel) am Vormittag und einen (Obst, Kuchen oder Kekse) am Nachmittag. An freien Tagen gibt es ebenfalls zwei Mahlzeiten, nämlich das Mittagessen und ein Abendessen, dazwischen einen Snack. Ja, ich verzichte auf das Frühstück und nehme eine Hauptmahlzeit ziemlich spät zu mir. Es handelt sich dabei nicht um eine »Essen erst nach 11«-Diät oder »Nach 22 Uhr keine Kohlenhydrate«-Ernährung. Ich esse eben so, wie es mein Tagesablauf mir ermöglicht. Ihr Tagesverlauf kann Ihnen im Alltag eine wertvolle Orientierung für Ihre Ernährung liefern, die Sie zur Entwicklung von Routinen und neuen Gewohnheiten nutzen können. Finden Sie heraus, wie Ihr Tag aussieht und welche Routine dazu passt!

1. Nehmen Sie das Tagesprotokoll (im Anhang) und gehen Sie in Gedanken Ihren Arbeitstag durch. Stunde für Stunde notieren Sie, wo und wann Sie in der Regel essen. Notieren Sie, was Sie zwischendurch als Snack verspeisen, egal ob es zwischen den Hauptmahlzeiten oder auf dem Weg ist. Das Gleiche machen Sie auch mit Ihren freien Tagen. Wenn Sie Ihr Tagesprotokoll ansehen, können Sie eventuell vorhandene »Kalorienfallen« aufspüren, in die Sie vor lauter Routine jeden Tag aufs Neue hineintappen, weil es Ihnen einfach nicht bewusst ist.
   Hier möchte ich noch mal auf den Apfel zurückkommen. Jahrelang kaufte ich beim Bäcker am Bahnhof einen Muffin und einen Kaffee. Nachdem ich zu Hause nicht gefrühstückt hatte, stellte dieser für mich immer eine Verlockung dar. Dennoch stellte ich mir nach Betrachtung meines Tagesablaufs die Frage, warum ich wie fremdgesteuert an jedem Arbeitstag einen Muffin und einen Kaffee kaufte. Ich beschloss, mir als Alternative einen Apfel einzupacken. Dieser blieb jedoch meist bis zum Nachmittag in meiner Tasche, oft sogar bis zum nächsten Tag. Ich kaufte weiterhin einen Muffin plus Kaffee. Irgendwann stellte ich fest, dass ich den Apfel nur dann mit Sicherheit esse, wenn ich Ihn bereits in der Hand halte, sobald ich den Bahnhof betrete. Nach der Theorie der Nahrungssuche ist der Apfel ohne zusätzlichen Aufwand bereits in meiner Hand. Für Muffin plus Kaffee beim Bäcker müsste ich mich in die Schlange stellen, das Portemonnaie aus der Tasche holen, bezahlen und das Wechselgeld einstecken. Vergleichsweise viel Aufwand, wenn der Apfel doch schon da ist. Seitdem spare ich mir das Geld und die Kalorien.
2. Nun haben Sie zumindest schon einmal die möglichen »Snack-Fallen« identifiziert. Weiter geht es im Tagesverlaufsprotokoll mit Frühstück, Mittagessen und Abendessen. Das Frühstück und das Abendessen werden häufig zu Hause verzehrt, das Mittagessen

hingegen bei mehr als der Hälfte der 16- bis 60-Jährigen außer Haus – in Betriebskantinen, Mensen, Restaurants, Cafés und Imbissbuden. Dies ergab eine Umfrage der Gesellschaft für Konsumforschung im Jahr 2015. Gleichzeitig steigt der Anteil der Convenience-Produkte. Notieren Sie eine Woche lang, was Sie in der Regel zum Frühstück, zum Mittagessen und zum Abendessen zu sich nehmen. Dazu eignet sich das Ernährungsprotokoll im Anhang. Tipp: Machen Sie Fotos! Das erhöht die Wahrscheinlichkeit, dass Sie wirklich alles dokumentieren. Machen Sie sich ganz bewusst, was Sie wann essen. Zur Auswertung können Sie auch eine der empfohlenen Ernährungs-Apps im nächsten Kapitel hinzuziehen. Beantworten Sie dann folgende Fragen:

a) Welchen Anteil hat das Frühstück an Ihrem gesamten Energiebedarf?
b) Welchen Anteil hat das Mittagessen an Ihrem gesamten Energiebedarf?
c) Welchen Anteil hat das Abendessen an Ihrem gesamten Energiebedarf?

Eines ist klar: Essen müssen Sie, sonst bleiben Sie nicht im Gleichgewicht. Sie könnten allerdings feststellen, dass Ihre Essgewohnheiten im Umfeld Ihrer Arbeit vielleicht regelmäßig zu einer zu großen Energieaufnahme gemessen am gesamten Energiebedarf für einen Tag führen. Mit einer anderen Lebensmittelauswahl könnten Sie dies vielleicht vermeiden. Gleiches gilt für Ihr Frühstück. Vielleicht sind Sie gar kein Frühstücker oder Ihnen reicht ein Apfel. Auch Ihre abendlichen Essgewohnheiten sollten Sie hinterfragen. Alternativen gibt es genug, falls die Energieaufnahme zu hoch ist.

3. Nun kommt der eigentliche Vorteil, wenn Sie Ihren Tagesablauf kennen und analysieren, was Sie gegebenenfalls zwischendurch vernaschen oder welche Hauptmahlzeiten regelmäßig Ihre Kalorienbilanz aus dem Gleichgewicht bringen. Unterteilen Sie Ihren Tag in Zeitabschnitte, in denen Sie sich vornehmen, nur Lebensmittel mit einer Energiedichte von weniger als 1,5 Kilokalorien pro Gramm zu essen, und in solche Abschnitte, in denen Sie weni-

ger als 2,5 Kilokalorien pro Gramm mit einem Lebensmittel zu sich nehmen. Selbstverständlich sind auch Lebensmittel mit einer Energiedichte über 2,5 Kilokalorien pro Gramm erlaubt, allerdings sollten Sie diese nur in geringem Umfang zu einer Hauptmahlzeit einplanen. Welche Lebensmittel dabei jeweils infrage kommen, können Sie der Tabelle in diesem Buch entnehmen. Diese Tabelle ist allerdings nur ein erster Anhaltspunkt. Gerade wenn es um verpackte Lebensmittel geht, sind Apps mit Barcode-Scanner sehr nützlich. Oder Sie schauen auf die Nährwertangabe auf der Verpackung. Zu vielen Gerichten und losen Lebensmitteln finden Sie in den Datenbanken einiger Apps umfangreiche und spezifische Informationen, um schnell entscheiden zu können, welches Lebensmittel in dem jeweiligen Tagesabschnitt sinnvoll ist. Die Vorteile dieser Methode sind:

a) Kein Lebensmittel ist verboten.
b) Sie haben eine einfache Orientierung durch Ihren individuellen Tagesverlauf.
c) Sie haben eine einfache Orientierung mittels der Energiedichte, welche Lebensmittel wann infrage kommen.
d) Sie können Ihren Tagesplan an Ihre Bedürfnisse und Ihren Geschmack anpassen.
e) Sie können sich die Tagesabschnitte je nach Ziel einteilen: Wollen Sie Gewicht reduzieren, versuchen Sie mehr Tagesabschnitte mit Lebensmitteln von einer Energiedichte mit weniger als 1,5 Kilokalorien einzubauen. Wollen Sie Ihr Gewicht halten, können Sie etwa gleich viele Abschnitte mit 1,5 und 2,5 Kilokalorien pro Gramm einbauen.
f) Insgesamt entwickeln Sie über die Zeit ein Gefühl für eine energiebalancierte Ernährung, die Ihnen schmeckt und guttut.

DIE MÄR VOM FRÜHSTÜCK

Es hört sich immer wieder klasse an, wenn es heißt, ein Frühstück gebe den »Powerkick« für den Tag. Wenn Ihnen jemand empfiehlt, nicht ohne Frühstück aus dem Haus zu gehen, dann zumeist aus zwei Gründen. Entweder soll es verhindern, dass Sie über den Tag hinweg zu viel essen, weil Ihr Körper mangels Frühstück derart ausgezehrt ist, dass Sie ständig Fressattacken erliegen. Oder es wird behauptet, nur ein ordentliches Frühstück könne die nötige Energie für einen guten Start in den Tag liefern. Zusätzlich überschlagen sich Ernährungs-Gurus mit Smoothie-Rezepten und allerlei Joghurt-Müsli-Variationen, damit es auch ja gesund zugeht. Die deutsche Nationalmannschaft ist vermutlich der einzig übrig gebliebene Kreis, in dem noch weiße Brötchen mit Schokocreme zum Frühstück verspeist werden, zumindest wenn man der Werbung Glauben schenken darf.

Gehen wir ein paar 10 000 Jahre zurück, um aufzuklären, wie es mit der absoluten Notwendigkeit des Frühstücks aussieht. Der Mensch zu dieser Zeit hatte weder Kühlschrank noch Backofen, geschweige denn einen Smoothie-Maker, um sich ein Frühstück auf den Steintisch zu zaubern. Er musste erst losziehen und sich etwas zu essen besorgen. Mutter Natur hat sich deshalb im Laufe der Evolution folgenden Trick ausgedacht: Wir besitzen eine tageszeitabhängige Steuerung unseres Blutzuckerspiegels, auch wenn gar kein Essen verfügbar ist. Dabei kommt es weniger auf das Insulin an und auch nicht auf seinen direkten Gegenspieler Glukagon, sondern auf ein Hormon namens Cortisol. Dieses Hormon mobilisiert ebenfalls den gespeicherten Zucker aus der Leber und sorgt so dafür, dass der Blutzuckerspiegel besonders am Morgen stabil bleibt. Dann nämlich ist die Konzentration dieses Hormons am höchsten und flacht erst gegen Mittag wieder ab. Zu diesem Zeitpunkt war auch bei unseren Vorfahren spätestens etwas Essbares auf dem Tisch.

Natürlich ist es nicht falsch zu frühstücken. Es ist aber keinesfalls ein absolutes »Muss«. Finden Sie selbst heraus, ob Sie mit oder ohne Frühstück besser in den Tag starten. Ein Frühstück ist jedenfalls kein Garant dafür, dass man über den Tag weniger Nahrung zu sich nimmt, wie eine Studie des renommierten Salk-Instituts bei San Diego 2015 zeigte. Bei vielen Menschen wird vor zwölf Uhr mittags etwa ein Viertel der täglichen Energie aufgenommen, nach 18 Uhr hingegen mehr als ein Drittel. Den Rest liefern das Mittagessen und die Snacks zwischendurch. Ein üppiges Frühstück addiert sich in solchen Fällen eher noch obendrauf. Ein kleines Frühstück, zum Beispiel Obst und etwas zu trinken, kann hingegen das Hungergefühl bis zum Mittag im Zaum halten und effektiv Kalorien einsparen. Sollten Sie zu den Menschen gehören, die morgens viel frühstücken und dafür das Abendessen kleiner ausfallen lassen, ist das genauso in Ordnung. Nach der Analyse Ihres Speiseplans wissen Sie ja bereits, wann Sie wie viel essen.

Schritt 2: Alles essen, nur nicht zu viel – das Energiedichte-Prinzip

Energie hat viele Formen. Am ehesten kann man sich noch vorstellen, wie Energie in Form von Wärme abstrahlt. Damit ist man auch schon ziemlich nah bei der Definition einer Kalorie. Diese ist nämlich definiert als die Menge an Wärme, die notwendig ist, um einen Liter Wasser um eine Temperatureinheit zu erwärmen. Die in Lebensmitteln enthaltene Energie wird in der Regel in Kilokalorien, kurz *kcal*, angegeben. Im menschlichen Körper wird Energie aus Fetten, Kohlenhydraten und Proteinen erzeugt. Ein Gramm Fett liefert 9,3 Kilokalorien, Kohlenhydrate und Proteine enthalten 4,1 Kilokalorien pro Gramm. Dazwischen liegt Alkohol mit 7,1 Kilokalorien pro Gramm, was auch der Grund ist, warum übermäßiger Alkoholgenuss durchaus ansetzen kann.

Der menschliche Körper setzt einen Teil der Energie in Form von Wärme frei. Zunächst findet nach der Nahrungsaufnahme eine erhöhte Stoffwechselaktivität statt, die etwa zehn Prozent der Energie einer gemischten Mahlzeit in Form von Wärme freisetzt. Die Energie einer warmen Mahlzeit führt zu einem zusätzlichen Wärmeeffekt. In den Körperzellen findet rund um die Uhr die eigentliche Energiegewinnung statt. Einige spezialisierte Zellen des braunen Fettgewebes können gezielt biochemisch Wärme erzeugen. Alle anderen Zellen, mit Ausnahme der Muskelzellen, wandeln in den Mitochondrien, den Kraftwerken der Zelle, die Nahrungsenergie durch die zelluläre Atmung mittels Sauerstoff in einen biochemischen Treibstoff um, der universal eingesetzt werden kann, um sämtliche Prozesse im Körper am Laufen zu halten. Dieser biochemische Treibstoff wird als Adenosintriphosphat bezeichnet, ohne ihn läuft nichts.

Täglich werden bei meinem Stoffwechsel und meinem Körpergewicht von 92 Kilogramm zwischen 63 und 127 Kilogramm dieser Substanz umgesetzt. Bei körperlicher Aktivität ist der Bedarf entsprechend höher. Das hört sich jetzt fast so an, als müsste man täglich sein eigenes Körpergewicht verspeisen, aber zum Glück arbeitet unser Körper sehr effizient und recycelt den Energieträger ständig. Dabei entsteht ebenfalls Energie in Form von Wärme. Rein rechnerisch beträgt die biochemische Energieausbeute deshalb nur knapp 40 Prozent von dem, was eigentlich aus Zucker und Co. herausgeholt werden könnte. Der Wirkungsgrad unserer Zellen ist somit besser als der mancher Dampfmaschine, doch schließlich muss ja auch unsere Körpertemperatur aufrechterhalten werden.

Bei Muskelarbeit wird mehr Energie in Form von Wärme freigesetzt, was deutlich über den Bedarf zur Aufrechterhaltung der Körpertemperatur hinausgeht. Die Konsequenz: Wir schwitzen, denn durch die Verdunstung der aus den Schweißdrüsen abgegebenen Flüssigkeit kann überschüssige Wärme effektiv abgegeben werden, sodass der Körper nicht überhitzt.

Für sämtliche Prozesse, die sekündlich und lebenslang in unserem Körper ablaufen, benötigen wir Energie, die wir nur über die Nahrung aufnehmen können. Wie viel Energie Sie täglich benötigen, hängt von Ihren körperlichen Voraussetzungen ab und davon, wie viel Sie sich täglich bewegen. Wenn Sie den ganzen Tag nur im Bett liegen, benötigt Ihr Körper nur so viel Energie, um die grundsätzlichen physiologischen Funktionen aufrechtzuerhalten. Diesen Energiebedarf nennt man daher Grundenergieumsatz.

BERECHNEN SIE IHREN UNGEFÄHREN GRUNDENERGIEUMSATZ:

Einfach:

Ihr Körpergewicht in Kilogramm ____ x 24 = ______ Kilokalorien pro Tag (Frauen können noch mal 10 Prozent abziehen, da sie in der Regel weniger Muskelmasse besitzen. Dazu das Ergebnis einfach mit 0,9 multiplizieren.)

Kompliziert (Harris-Benedict-Formel):
Frauen: (10 x Körpergewicht in Kilogramm) + (6,25 x Körpergröße in Zentimeter) – (5 x Alter) – 161 = ______ Kilokalorien pro Tag

Männer: (10 x Körpergewicht in Kilogramm) + (6,25 x Körpergröße in Zentimeter) – (5 x Alter) + 5 = ______ Kilokalorien pro Tag

Wie groß ist der Unterschied zwischen beiden Berechnungen? Orientieren Sie sich ruhig an der niedrigeren Berechnung, wenn Sie auf Nummer sicher gehen wollen.

Achtung: Dieser Wert kommt Ihrem tatsächlichen Energiebedarf nur nahe, denn für eine exakte Bestimmung müssten Sie in eine Stoffwechselkammer, wo anhand Ihrer Atmung und der aufgenommenen Nahrung ermittelt wird, wie viel Energie Sie tatsächlich verbrauchen. Machen Sie sich aber keine Sorgen. Selbst die am häufigsten verwendete Formel zur schnellen Berechnung des Grundenergieumsatzes, die dargestellte Harris-Benedict-Formel, hat nur eine Trefferquote von 20 Prozent. Viele Ernährungs-Apps nutzen diese Methode.

Jeder Mensch verrichtet am Tag Tätigkeiten, die Energie verbrauchen. Ein Tour-de-France-Radrennfahrer kommt an Wettkampftagen beispielsweise ohne Probleme auf einen Gesamtenergieumsatz von über 10 000 Kilokalorien. Für Menschen wie uns mit normalen Berufen verwendet man eine einfache Methode, um den Gesamtenergieumsatz zu ermitteln. Man multipliziert den Grundenergieumsatz mit einem Faktor, der in etwa dem jeweiligen alltäglichen Aktivitätslevel entspricht. Sport gehört nicht dazu, diesen rechnen Sie obendrauf. Dieser Faktor wird als PAL-Wert bezeichnet und beschreibt das Physical-Activity-Level. Der PAL-Wert liegt je nach Aktivitäten zwischen 1,4 und 2,4.

WÄHLEN SIE HIER IHREN PAL-WERT:

- ❍ 1,4 – vorrangig sitzende Tätigkeit
- ❍ 1,6 – vorrangig stehende Tätigkeit
- ❍ 1,8 – stehende und gehende Tätigkeit
- ❍ über 2 – harte körperliche Arbeit

Berechnen Sie Ihren ungefähren Gesamtenergieumsatz:
Grundenergieumsatz ______ x PAL-Wert ___ = ______ Kilokalorien

Energiegehalt von Lebensmitteln

Der Energiegehalt von Lebensmitteln ist vom Gehalt der verdaulichen Energieträger Fett, Kohlenhydrate und Proteine abhängig. Mit analytischen Methoden aus der Lebensmittelchemie lässt sich für sämtliche Lebensmittel, ob roh oder verarbeitet, der Energiegehalt sehr genau bestimmen. Die Verdaulichkeit gibt zudem an, welcher Anteil des Lebensmittels unverdaut wieder ausgeschieden wird. Man spricht deshalb vom physiologischen Brennwert, da nur der verdauliche Teil berücksichtigt wird. Davon zu unterscheiden ist der physikalische Brennwert. Um den zu ermitteln, wird das Lebensmittel in einem sogenannten Bombenkalorimeter vollständig verbrannt und beobachtet, um wie viel Grad die frei werdende Wärme das Wasser erwärmt, das das Lebensmittel umgibt. Dieser Wert spielt heute allerdings keine Rolle mehr für den Konsumenten, da der physiologische Brennwert eine viel bessere Annäherung an den tatsächlichen Energiegehalt eines Lebensmittels ist. Ja, eine Annäherung, denn zum einen können Lebensmittel durch Anbaubedingungen und andere Faktoren von Jahr zu Jahr und Ernte zu Ernte unterschiedliche Gehalte der verdaulichen Energieträger enthalten, und zum anderen hängt die Verdaulichkeit dieser Nährstoffe wieder von der individuellen Verdauung eines jeden einzelnen Menschen ab.
Laut der Lebensmittelinformationsverordnung der Europäischen Union, kurz LMIV, ist der physiologische Brennwert in Kilojoule, nicht Kilokalorien, pro 100 Gramm auf der Lebensmittelverpackung anzugeben. In Klammern darf laut Verordnung zusätzlich der Ener-

giegehalt in Kilokalorien angegeben werden, also der Wert, mit dem wir arbeiten. Der Brennwert auf Lebensmittelverpackungen ist demnach nur eine Orientierungsgröße, die sehr nützlich ist, die man aber nicht zu genau nehmen sollte. Gleiches gilt für Kalorientabellen. Sie sind nützliche Annäherungen, aber keine absolute Wahrheit.

MACHEN SIE DEN TEST

Nehmen Sie einige verpackte Lebensmittel aus Ihrem Vorratsschrank und suchen Sie die Nährwertangabe. Wie viele Lebensmittel können Sie jeweils den einzelnen Energiedichte-Kategorien zuordnen? Prüfen Sie, wie viele Kilokalorien pro 100 Gramm enthalten sind, und teilen Sie den Wert durch 100, um auf Kilokalorien pro Gramm zu kommen. Falls Sie keine Angabe finden können, schauen Sie in die Lebensmitteltabelle im Anhang dieses Buches.

Zählen Sie zuallererst Ihre komplette Lebensmittelauswahl:

Gesamtanzahl ______

Nun zählen Sie die jeweiligen Lebensmittel zu jeder Kategorie und berechnen deren Anteil an Ihrer gesamten Lebensmittelauswahl:
Unter 1,5 Kilokalorien pro Gramm, Anzahl: ____ geteilt durch Gesamtanzahl x 100 = ____%
Unter 2,5 Kilokalorien pro Gramm, Anzahl: ____ geteilt durch Gesamtanzahl x 100 = ____%
Über 2,5 Kilokalorien pro Gramm, Anzahl: ____ geteilt durch Gesamtanzahl x 100 = ____%

Hinweis: Lebensmittel unter einer Energiedichte von 1,5 Kilokalorien pro Gramm sollten möglichst etwa 50 Prozent Ihrer Ernährung ausmachen, solche mit weniger als 2,5 Kilokalorien pro Gramm etwa 30 bis 40 Prozent.

Wie können Sie das Wissen um die Energiedichte Ihrer Lebensmittel nun nutzen, um Ihr Gewichtsmanagement zu steuern? Halten wir zunächst mal fest, dass die Berechnung des Gesamtenergiebedarfs in der Regel nicht exakt ist, genauso wie die Angabe des Energiebrennwertes von sämtlichen Lebensmitteln nur ein Durchschnittswert dessen ist, was bisher gemessen wurde. Fazit: Auf ein paar Kilokalorien mehr oder weniger kommt es nicht an, die grobe Richtung muss stimmen. Die Energiedichte bietet trotz der genannten Ungenauigkeiten eine vergleichsweise einfache Orientierung. Kombiniert mit Ihrer individuellen Tageseinteilung erreichen Sie eine schnelle und unkomplizierte Routine, ohne auf irgendwelche Lebensmittel komplett zu verzichten. Manche werden Sie aber seltener essen. Hier noch mal das Wichtigste in aller Kürze:

1. Schauen Sie sich Ihre Arbeits- sowie freien Tage genau an und analysieren Sie, zu welchen Zeiten und an welchen Orten Sie regelmäßig etwas essen. Kopieren Sie das *Ihr-Tag-Protokoll* (im Anhang) sieben Mal und füllen Sie es aus.
2. Teilen Sie Ihren Tag so ein, dass Sie zwischendurch möglichst Lebensmittel mit einer Energiedichte unter 1,5 oder maximal 2,5 zu sich nehmen. Wenn Sie Gewicht reduzieren möchten, sollten sie mindestens zwei Hauptmahlzeiten so gestalten. Bei gemischten Mahlzeiten, zum Beispiel Vollkornbrot mit etwas Butter und einer Scheibe Gouda-Käse, rechnen Sie die Energiedichte auf die tatsächlich gegessenen Gramm des jeweiligen Lebensmittels runter und summieren am Ende alle Werte. Sie erreichen immer eine insgesamt geringere Energiedichte, wenn Sie Lebensmittel mit hoher Energiedichte mit Lebensmitteln niedriger Energiedichte kombinieren. In unserem Beispiel wäre dies Frischkäse anstatt Gouda. Generell gilt:
   a) Je mehr Gemüse auf dem Teller ist, desto geringer ist am Ende die Energiedichte. Faustregel: die Hälfte des Tellers.
   b) Brot und Backwaren haben eine vergleichsweise hohe Energiedichte und sollten deshalb bewusst nur zu den Hauptmahlzeiten gegessen werden. Achten Sie darauf, wann und wo Sie dem Reiz einer Bäckereitheke erliegen.

c) Verarbeitete Fleischwaren enthalten ebenfalls vergleichsweise viel Energie und sollten nur in Maßen verzehrt werden. Es gibt aber auch hier Produkte und Lebensmittel, die eine niedrigere Energiedichte aufweisen, wie zum Beispiel Kochschinken oder Kassler. Ein Blick auf die Nährwerttabelle hilft auf jeden Fall weiter.
d) Süßwaren, Gebäck und Kuchen haben in den meisten Fällen eine sehr hohe Energiedichte und sollten in der verzehrten Menge nur einen winzigen Teil der täglichen Nahrung ausmachen, da schon mit ein paar Bissen viel Energie aufgenommen wird. Auch hier lohnt ein Blick auf die Nährwerttabelle, denn manche Eissorten haben beispielsweise eine Energiedichte von unter 2,5 Kilokalorien pro Gramm.
e) Damit Sie ungefähr wissen, wie viel Sie von etwas essen können, um Ihren Tagesenergiebedarf nicht zu überschreiten, macht es Sinn, für ein paar Tage ein Ernährungsprotokoll zu führen. Kopieren Sie das Protokoll im Anhang sieben Mal und tragen Sie Menge und Art der verzehrten Lebensmittel ein. Für die Auswertung benötigen Sie nichts weiter als eine der frei verfügbaren Ernährungs-Apps, die Sie im nächsten Kapitel kennenlernen werden. Eine Grundauswahl bietet die Tabelle am Ende des Buches, falls Sie nicht zur Generation Smartphone gehören. Mit den digitalen Helferlein geht es aber sicher schneller und einfacher.
f) Sobald Sie ein Gefühl dafür bekommen haben, wie viel Sie essen können, ohne dass Ihr Energielimit überschritten wird, schreiben Sie sich Ihren eigenen Tagesplan, den Sie ebenfalls im Anhang finden können. Nachdem Sie herausgefunden haben, welche Lebensmittel Ihre Energiebilanz im Alltag besonders durcheinanderbringen, wählen Sie einfach Alternativen mit geringerer Energiedichte aus. Eine erste Orientierung bietet die Lebensmitteltabelle zur Energiedichte im Anhang oder Ihre eigene Liste, die Sie bei der vorangegangenen Übung angelegt haben.

ALLTAGSHELFER HANDY-APPS UND IHRE DATEN

Über 100 000 Apps im Bereich Gesundheit, Fitness und Medizin stehen mittlerweile zur Verfügung. Sinn macht es durchaus, sich einmal damit auseinanderzusetzen, schließlich schauen wir pro Tag durchschnittlich 85-mal auf unser Smartphone. Welche App ist nun geeignet, ein bestimmtes Problem zu lösen oder ein bestimmtes Bedürfnis zu befriedigen? Die ehrliche Antwort lautet: Wir wissen es nicht. Selbst die CHARISMHA-Studie des Bundesgesundheitsministeriums kam 2016 zu dem Schluss, dass der Nutzen der meisten Anwendungen bislang kaum bis gar nicht belegt ist. Allerdings ist zumindest davon auszugehen, so die Studie, dass es im Gesundheitsbereich ein großes Potenzial für Apps gibt.

Ein großes Thema ist dabei die Datensicherheit. Was geben wir preis, wenn wir unsere körperlichen Aktivitäten mit digitalen Schrittzählern aufzeichnen oder mittels App ein Ernährungsprotokoll führen? Große Bedenken stellen sich zu Recht ein, wenn man befürchtet, aufgrund der Kenntnis solcher Daten auf irgendeine Art und Weise diskriminiert zu werden, etwa dann, wenn sie zur Grundlage der Berechnung der Krankenversicherung werden. Zumindest ist dies ein häufiges Szenario, wenn es darum geht, die Nachteile dieser digitalen Helfer zu nennen. Auf der anderen Seite ermöglichen sie einen Überblick, der uns selbst, einem Arzt oder einer anderen Person aus dem Gesundheitsbereich besser und schneller vermittelt, wie uns geholfen werden könnte.

Weltweit nutzen bereits Millionen Menschen Fitness- und Ernährungs-Apps, um sich auf direktem Weg persönliches Feedback und meistens auch Motivation zu besorgen. Dass auf diese Art Verhaltensänderungen möglich sind, ist nach dem aktuellen Stand der Wissenschaft zumindest nicht ausgeschlossen. Aber ein Garant sind sie nicht. Studien zeigen jedoch, dass es am besten funktioniert, wenn man zusätzlich eine finanzielle Belohnung erhält. Die Frage der Datensicherheit bleibt jedoch ungeklärt. Hier müssen Sie ganz persönlich entscheiden, wie weit Sie gehen möchten. Es gibt bereits Anbieter wie den deutschen Hersteller Beurer, die ein durch den TÜV-geprüftes Datenschutzkonzept für ihre eigenen Geräte und App-Plattformen anbieten. Auf der anderen Seite bieten bekannte Unternehmen wie Google und Apple die größten Plattformen für die Hersteller von mobilen Schrittzählern, Pulsmessern und Ähnlichem, sogenannten Wearables, die sich dann wiederum mit bestimmten Apps anderer Hersteller verbinden lassen. Die totale Vernetzung. Der Nutzerkreis dieser Wearables und Apps liefert bereits heute große Datenmengen, die ausgewertet werden können. In Deutschland haben laut einer Studie der DKV-Krankenversicherung gerade mal etwas mehr als sechs Prozent der Befragten ein Fitnessarmband. Nur etwas mehr als die Hälfte davon nutzt es auch wirklich. Wie lange es dauert, bis Google oder andere Akteure eine Krankenversicherung anbieten, ist derzeit nicht abzusehen. Die Krankenkassen hierzulande werden sich jedenfalls dem digitalen Wandel nicht ewig entziehen können, denn die kleinen Armbänder können durchaus zu mehr Bewegung motivieren. Die nächste Entwicklungsstufe sind übrigens »Hearables«, kleine Ohrstöpsel, die außer der Bewegungsaktivität auch Ihre Kaubewegungen messen können und so ermitteln, was und wie viel sie gegessen haben. Ob Sie Ihre Daten dann lieber bei Google, Apple, Samsung oder der GKV haben wollen, können Sie (vielleicht) selbst entscheiden.

Tipp: Das Portal www.healthon.de bewertet Gesundheits-Apps nicht nur nach den Funktionen, sondern auch nach Datenschutzkriterien.

Apps und Ernährung

In einem Studentenprojekt, das ich mit Professor Johannes Erdmann von der Hochschule Weihenstephan-Triesdorf durchgeführt habe, wurden durch die Studenten drei unterschiedliche Apps getestet. Zwei davon sind aktuell bereits am Markt und erfreuen sich eines großen Nutzerkreises: *Noom* und *My Fitness Pal*. Die dritte App, *Diet Sensor*, war in der Entwicklung, wir konnten jedoch bereits eine Beta-Version testen. Uns interessierte, wie gut die in der App jeweils hinterlegten Lebensmitteldatenbanken die Kaloriengehalte einer Standardmahlzeit und eines Standardtages berechnen und ob sie mit

dem errechneten Kaloriengehalt der Software PRODI übereinstimmen. Diese Software wird standardmäßig durch Ernährungsfachkräfte in der Ernährungsberatung eingesetzt und nutzt den Bundeslebensmittelschlüssel, eine staatlich erstellte Nährwertdatenbank, zur Nährwertberechnung.
Im Vergleich ließen sich Unterschiede in der gesamten Tagesenergiezufuhr von bis zu 100 Kilokalorien feststellen, für einzelne Mahlzeiten wie Frühstück und Abendessen waren es sogar deutlich über 100 Kilokalorien. Kurzum: Auch Ernährungs-Apps sind nicht perfekt, egal welche Lebensmitteldatenbank im Hintergrund läuft. Daher sollten sie nur als Orientierungshilfe und Unterstützung dienen, denn sie können eine praktische Hilfe im Alltag sein. Ein paar Dinge sollten Sie beachten:

- Apps ersetzen keinen Arzt und keine Behandlung. Bei ernsthaften Beschwerden geht der Weg immer erst zum Arzt.

- Viele Apps zeichnen Daten auf, sei es die Bewegung oder Angaben wie Gewicht, Körpergröße und Alter. Das ist an sich nicht schlimm, nur sollte man sich dessen bewusst sein, wenn man eine App benutzt.

- Apps, die von Unternehmen zur Verfügung gestellt werden, verfolgen nicht selten auch kommerzielle Interessen. Auch dessen sollte man sich bewusst sein. Ein Blick ins Impressum sollte den Anbieter erkenntlich machen. Wenn es kein Impressum gibt, gilt sowieso Vorsicht!

- Eine seriöse App weist auf alle drei vorherigen Punkte von sich aus hin. Wenn Angaben dazu fehlen, sollten Sie hellhörig werden.

Tipp: In der Ernährungsberatungspraxis ist es ohnehin nicht üblich, dass Sie über lange Zeiträume täglich Ihre Ernährungsweise dokumentieren. Dies geschieht immer nur tageweise und in bestimmten Zeitabständen. Nutzen Sie daher auch Ernährungs-Apps nur tageweise, um Ihre Ernährungsweise regelmäßig zu überprüfen und steuern zu können. So brauchen Sie keine Bedenken haben, dass Ihre alltäglichen persönlichen Daten irgendwem Informationen liefern. Tageweises Dokumentieren ist viel praktikabler als ständiges Kalorienzählen, schließlich sind Lebensmitteldatenbanken und Energiebedarfsberechnungen von Apps ohnehin nicht exakt genug, um so einen täglichen Aufwand zu rechtfertigen.

Die Stiftung Warentest empfiehlt in einem Test mehrerer Gesundheits-Apps zur Dokumentation der Ernährungsweise die App *My Fitness Pal* mit dem Testurteil »gut«. Die App ermöglicht die Dokumentation von Mahlzeiten und liefert per E-Mail immer wieder Anweisungen und Tipps zur Erreichung der zuvor festgelegten Ziele. Die App hat eine sehr umfangreiche Datenbank und ermöglicht durch die Bestimmung von Favoriten-Lebensmitteln eine einfache Erfassung. Ein Barcode-Scanner für verpackte Lebensmittel ist ebenfalls enthalten. Die App ist mit Wearables und Körperwaagen kombinierbar und motiviert durch interaktive Elemente zur Bewegung.

DIE ZUKUNFT DER ERNÄHRUNGS-APPS

Der Lebensmittelhersteller Nestlé kündigte 2016 an, mit dem Smartphone-Marktführer Samsung eine Kooperation für die Entwicklung digitaler Tools für ein individuelles Ernährungsmanagement einzugehen. Sämtliche Sensoren wie Schrittzähler, Blutdruckmesser, Körperwaagen und zukünftige Spielereien, die beispielsweise den Blutzucker messen können, sollen möglichst genaue Informationen liefern, um einen idealen, auf den eigenen Körper abgestimmten Ernährungsplan zu erstellen. Manche Sensoren lassen sich bereits unter die Haut implantieren, zum Beispiel zur Blutzuckermessung bei Diabetikern.

Einen kleinen Vorgeschmack auf die Zukunft der digitalen Helfer konnte ich bei der Entwicklung der App *Diet Sensor* bekommen. Diese App, entwickelt von einem französischen Ehepaar, dessen Tochter an einem Diabetes mellitus Typ 1 leidet, ist bereits mit sämtlichen Schnittstellen für alle denkbaren Wearables und Gadgets ausgestattet. Die Eltern suchten nach einer Möglichkeit, die lebensnotwendige Erfassung der täglichen Lebensmittelaufnahme

zur Bestimmung der Insulindosis so einfach wie möglich zu gestalten, denn die manuelle Eingabe per Hand stellt auf Dauer das größte Hindernis dar, um langfristig eine Ernährungs-App zu nutzen. Es ist eben einfach lästig, per Tastatur die Datenbanken nach dem richtigen Lebensmittel zu durchsuchen. Barcode-Scanner sind eine erste Abhilfe, setzen aber eine umfangreiche Datenbank der bekannten Lebensmittel voraus. Eine selbstlernende App, die sich häufig verzehrte Lebensmittel merken kann und direkt auswählbar macht, ist ebenfalls ein guter Schritt nach vorn.
Die neueste Erfindung ist allerdings ein feuerzeuggroßer Scanner, der auf Knopfdruck auch Lebensmittel erkennt, die unverpackt sind und keinen Barcode tragen, wie beispielsweise Obst, Gemüse, Brot, Fleisch oder Milchprodukte. Die Firma Consumer Physics aus Israel hat mit dem *SCIO* genannten Scanner ein derartiges Werkzeug entwickelt, das zukünftig die Erfassung von Lebensmitteln per Handytastatur überflüssig machen soll. Noch muss man den kleinen Scanner extra mit sich tragen, doch vermutlich wird er in fünf Jahren direkt im Smartphone eingebaut sein.

Bewegung und Fitness

Zum Thema Bewegung und Fitness existieren mindestens genauso viele Mythen wie zur Ernährung. Auch hier gilt: je einfacher, desto besser. Ziel sollte es nicht sein, in kurzer Zeit möglichst viel Muskelmasse aufzubauen oder eine Modelfigur zu erreichen, sondern langfristig gesund zu bleiben. Die eigene Wahrnehmung, aber auch die Fremdwahrnehmung Ihres Körpers verändern sich zum Positiven, wenn Sie sich körperlich fit und gesund fühlen.
Ich möchte Ihnen dafür keine Apps empfehlen, denn bei Bewegung kommt es besonders stark auf Ihre eigenen Erfahrungen an. Im schlimmsten Fall können sportliche Aktivitäten sonst mehr Schaden anrichten als Nutzen bringen. Zumindest fiel das Urteil der Zeitschrift *ÖKO-TEST* (Ausgabe 4/2016) zu sechs beliebten Fitness-Apps bestenfalls »ausreichend« aus, weil unerfahrene Personen keine konkrete Anleitung erhielten. Eine direkte Anleitung durch einen erfahrenen Trainer ist der beste und Erfolg versprechendste Weg.

GRUNDREGEL: FRAGEN SIE NACH DER QUALIFIKATION IHRES TRAINERS UND LASSEN SIE SICH GEGEBENENFALLS EINEN NACHWEIS ZEIGEN.

Gerade wenn Sie unerfahren sind, sollten Sie kein Training ohne eine professionelle Anleitung beginnen. Professionell heißt, dass eine Ausbildung zum Sportdiplomlehrer, Physiotherapeut, ein Übungsleiterschein oder Trainer-Zertifikat eines anerkannten Verbandes vorliegen sollte. Ein Kurs übers Wochenende bietet leider keine ausreichende Kenntnis für eine Trainingsanleitung.

Bevor Sie loslegen, sollte Ihr Trainer sich über Ihren Gesundheitszustand informieren. Im Idealfall nimmt er oder sie sich die Zeit, ein ausführliches Gespräch über vorhandene gesundheitliche Probleme und Einschränkungen mit Ihnen zu führen, und versucht, dies mit dem Ziel Ihres Trainings in Einklang zu bringen. Das darf gut und gerne eine Stunde Zeit in Anspruch nehmen. Sollten Unklarheiten entstehen, ist es an Ihrem Trainer, Sie darauf hinzuweisen und vorab eine Untersuchung durchzuführen oder zu empfehlen, um eventuelle Risiken einer sportlichen Betätigung abzuklären und möglichst ausschließen zu können. Dazu eignet sich beispielsweise ein Check-up bei Ihrem Hausarzt. Ein Anlaufpunkt sind auch die bundesweit bekannten sportmedizinischen Untersuchungszentren, die für krankenversicherte Menschen zugänglich und zumeist einer Universität oder einem Olympiastützpunkt angeschlossen sind.

Zentrum für Prävention und Sportmedizin der TU München
Tel. 089/28 92 44 41, www.sport.med.tum.de

Institut für Sport- und Bewegungsmedizin der Universität Hamburg
Tel. 040/4 28 38 63 39, www.sportmedizin-hamburg.com

Institut für Kreislaufforschung und Sportmedizin an der Deutschen Sporthochschule Köln, Tel. 0221/4 98 25 27 0, www.dshs-koeln.de

Und neu in Berlin:
Institut für Sportwissenschaft der Humboldt-Universität zu Berlin
Tel. 030/20 93-46090, www.spowi.hu-berlin.de

20 Minuten sind immer drin

Wenn Sie startbereit sind, kann's losgehen. Es gibt drei Typen, wenn es um Bewegung geht.

- Typ 1: Sie trainieren bewusst und regelmäßig im Alltag. Sie sind gerne unterwegs und scheuen keine körperliche Anstrengung.

- Typ 2: Sie bewegen sich gerne und scheuen keine Anstrengung. Es muss aber nicht unbedingt ein regelmäßiges Training sein, Sie erledigen einfach viel zu Fuß und mit dem Fahrrad. Eventuell haben Sie einen Job, in dem Sie viel stehen oder gehen, und fühlen sich daher nicht unbedingt motiviert, zusätzliche Bewegung einzuplanen.

- Typ 3: Sie sehen Bewegung als Notwendigkeit, um von A nach B zu kommen, damit ist Ihr persönlicher Drang nach Bewegung bereits gedeckt. Sie vermeiden es, zu Fuß oder mit dem Fahrrad unterwegs zu sein, wenn das Auto oder andere Verkehrsmittel zur Verfügung stehen.

WELCHER BEWEGUNGSTYP SIND SIE?

❍ Typ 1
❍ Typ 2
❍ Typ 3

Wenn Sie sich Typ 3 zuordnen, sollten Sie ein Upgrade zu Typ 2 anstreben. Mit den Tipps im nächsten Kapitel können Sie dazu bereits einen guten Beitrag leisten. Für Typ 2 gibt es ebenfalls noch Potenzial nach oben, was jedoch nicht bedeutet, dass Sie sich quälen müssen. Einfaches und zügiges Gehen reicht bereits aus. Mit 10000 Schritten am Tag können Sie in etwa so viel Strecke zurücklegen wie jemand, der regelmäßig etwa eine halbe Stunde joggen geht. Dabei kommt es nicht darauf an, dass Sie tatsächlich jeden Tag genau 10 000 Schritte laufen, vielmehr sollen Sie eine Orientierung erhalten. Dazu eignet sich die Benutzung eines einfachen Schrittzählers, den Sie mit oder ohne eine Smartphone-App benutzen können. Schrittzähler arbeiten übrigens häufig nicht auf den Schritt genau, aber das brauchen sie auch gar nicht. Es geht schließlich darum, eine Orientierung zu erhalten. Hier schließt sich der Kreis zur Berechnung des Energiebedarfs und zu den Kalorientabellen. Nehmen Sie es nicht zu genau! Aber machen Sie sich einen Eindruck davon, wo Sie wirklich stehen. Wenn Sie sehen, dass Sie die Hälfte der angestrebten 10 000 Schritte erreicht haben, nehmen Sie sich 20 Minuten für einen Spaziergang oder einen kurzen Jogging-Lauf. Wenn Sie am Ende des Tages 7000 Schritte erreicht haben, können Sie zufrieden sein.

Grundsätzlich empfiehlt es sich, Ihre Muskelmasse langfristig durch ein Krafttraining zu steigern. Muskelmasse ist stoffwechselaktiver als andere Gewebe, vor allem, wenn Sie aktiv, also in Bewegung ist. Sie steigern damit sowohl Ihren Ruheenergieumsatz als auch den Leistungsenergieumsatz. Die Empfehlung lautet daher klar: Schaffen Sie sich einen Zeitrahmen, in dem Sie für 20 Minuten einem kräftigenden Übungsprogramm nachgehen können. Am besten sind dies Übungen, die Sie sowohl gemeinsam mit anderen zum Beispiel in einem Fitnessstudio durchführen können wie auch in den eigenen vier Wänden oder unterwegs im Hotel. Im Idealfall geht das komplett ohne zusätzliche Geräte. So können Sie die Übungen immer in Ihren Alltag integrieren, auch wenn mal keine Geräte zur Verfügung stehen oder Sie es zeitlich nicht ins Fitnessstudio schaffen. Klassische Übungen wie Liegestütz, Klimmzüge, Bauch- und Beinübungen sind dazu besonders geeignet, genauso wie Yoga, Pilates oder Übungen aus dem östlichen Kulturkontext wie die »Fünf Tibeter«. Was auch immer Ihnen Spaß macht, ist erlaubt und erwünscht! Legen Sie los!

Praktische Tipps für mehr Bewegung im Alltag

Wenig Bewegung ist besser als gar keine. Es muss kein Sport sein, viel gehen und Alltagstätigkeiten mit dem Fahrrad oder zu Fuß erledigen lautet die Devise. 30 Minuten täglich sind bereits ein Gewinn.

■ Tägliche Routinen zu entwickeln hilft, in der Spur zu bleiben. Wählen Sie Ihren Arbeitsweg oder einen Teil davon, den Sie gehen oder radeln können, selbst wenn Sie mit der U-Bahn oder dem Auto fahren könnten.

■ Öfter stehen statt zu sitzen. Das kostet mehr Energie und fordert die statische Haltemuskulatur, ohne dass Sie sich extra bewegen müssen.

■ Und als Steigerung: Gehen Sie lieber, statt zu stehen. Gehen Sie an der U-Bahn-Haltestelle bis zum Ende, statt stehend am Anfang zu warten. Statt auf der Rolltreppe zu stehen, nehmen Sie die normale Treppe. So kommen Sie den 10 000 Schritten auf jeden Fall näher.

■ Telefonieren Sie ab und an im Stehen oder Gehen, ob im Büro oder daheim.

■ Nutzen Sie die Gelegenheit, wenn Ihr Arbeitgeber Ihnen elektrisch verstellbare Schreibtische anbietet. So lässt sich abwechselnd im Stehen und Sitzen Computer- und Schreibarbeit erledigen.

■ Denken Sie bei jeder Gelegenheit, bei der Sie aufstehen müssen, daran, dass es Ihnen guttut, anstatt es als lästig zu empfinden. Sei es, weil Sie zum Kühlschrank gehen müssen, die Fernbedienung für den Fernseher oder ein anderes Gerät nicht funktioniert oder Sie zum Drucker laufen müssen. Seien Sie opportunistisch.

■ Verbinden Sie Fernsehen mit Aktivität: Wenn Ihre Lieblingssendung läuft und Sie es schaffen, diese regelmäßig zu schauen, nehmen Sie sich vor, dabei eine Kräftigungsübung durchzuführen oder eine Runde auf dem Standfahrrad zu drehen. Koppeln Sie Bewegung an andere Gewohnheiten.

■ Knüpfen Sie Aktivität an andere Routinen an! Ähnlich wie beim Fernsehen schaffen Sie es leichter, sich zu bewegen, wenn Sie es direkt nach oder vor der Arbeit angehen. Freunde oder Gruppentermine motivieren zusätzlich. Tricksen Sie Ihren Schweinehund einfach aus, indem er es gar nicht merkt, dass Sie sich bewegen werden. Was auch hilft: Vor dem Duschen noch mal richtig schwitzen! Wenn Sie sowieso jeden zweiten Tag oder öfter duschen, nutzen Sie es als Impuls!

■ Schauen Sie in Ihrem Alltag, welche Strecken Sie zu Fuß zurücklegen könnten. So haben Sie eine einfache Orientierung, um zu wissen, wie Sie die 10000 Schritte knacken können. Sozusagen Ihre »Trainingsstrecke« im Alltag.

■ Die folgende Tabelle gibt Ihnen eine Übersicht, wie viel Energie Sie mit bestimmten Alltagstätigkeiten, Sport oder Bewegung verbrauchen. Wie Sie sehen, ist es nicht wirklich viel Energie, die Sie verbrauchen. Wichtig ist die Stoffwechselaktivierung!

Alltagsaktivitäten	*Etwaiger Energieverbrauch in kcal/10 Min.*					
Gewichtsbereich	50 kg	60 kg	70 kg	80 kg	90 kg	100 kg
Sitzen	11	13	15	17	20	22
Essen/Gesellschaftsspiele (sitzend)	13	15	18	20	23	25
Handarbeit (sitzend)	15	18	21	24	27	30
Bügeln	15	19	22	26	29	34
Normale sexuelle Aktivität	15	18	21	24	27	30
Kochen	17	20	23	27	30	33
Körperpflege	17	20	23	27	30	33
Klavier spielen	19	23	27	31	35	38
Einkaufen (Shoppen)	19	23	27	31	35	38
Treppen absteigen	25	30	35	40	45	50
Fenster putzen	27	32	37	43	48	53
Hausputz	28	33	39	44	50	55
Auto waschen	29	35	41	47	53	58
Treppen aufsteigen	33	40	47	53	60	67
Garten umgraben	42	50	58	67	75	83

Sport und Bewegung	*Etwaiger Energieverbrauch in kcal/10 Min.*					
Gewichtsbereich	50 kg	60 kg	70 kg	80 kg	90 kg	100 kg
Yoga	19	23	27	31	35	38
Tai-Chi	25	30	35	40	45	50
Gymnastik	32	38	44	51	57	63
Volleyball	33	40	47	53	60	67
Tischtennis	33	40	47	53	60	67
Walken (5,5 km/h)	36	43	50	57	65	72
Golf spielen	40	48	56	64	72	80
Rad fahren (15 km/h)	48	58	68	77	87	97
Basketball	54	65	76	87	98	108
Badminton	58	70	82	93	105	117
Fußball	58	70	82	93	105	117
Aerobic	61	73	85	97	110	122
Tennis	61	73	85	97	110	122
Tanzen	65	78	91	104	117	130
Inlineskaten	82	98	114	131	147	163
Schwimmen	86	103	120	137	155	172
Laufen (12 km/h)	96	115	134	153	173	192
Handball	100	120	140	160	180	200

Tipp: So kalkulieren Sie Ihren Energieverbrauch durch Aktivität richtig zu Ihrem Energiebedarf hinzu:
Bestimmen Sie mittels der Zeit, wie viel Energie in kcal Sie mit Sport oder anderer Aktivität, die nicht zu Ihrer Alltagsaktivität zählt, in einer Woche verbrauchen, und teilen Sie die Summe durch 7 Tage. Diese Energie können Sie im Durchschnitt jeden Tag auf Ihren Grundumsatz draufschlagen.

WARUM MEHR SPORT NICHT AUTOMATISCH MEHR ENERGIEUMSATZ BRINGT

Wie Sie an der Tabelle zum Energieverbrauch sehen können, hängt der Aktivitätsumsatz direkt mit dem Körpergewicht zusammen. Je mehr Masse Sie bewegen müssen, desto mehr Energie verbrauchen Sie. Ein höherer Anteil Muskelmasse kann das zusätzlich unterstützen, da diese schwerer ist als Fettmasse, zusätzlich einen wesentlichen Anteil an der Bewegung hat und sehr stoffwechselaktiv ist. Treppensteigen ist übrigens besonders effektiv, weil Sie Ihr Körpergewicht direkt gegen die Schwerkraft bewegen.

Aber es gibt natürlich auch einen Haken. In der Tabelle sehen Sie, dass Sie mit 20 bis 30 Minuten Laufen die Kalorien von zwei bis drei großen Äpfeln (je etwa 100 Kilokalorien) verbrennen können, wenn Sie um die 50 Kilogramm wiegen. Um eine Tafel Vollmilchschokolade (etwa 500 bis 600 Kilokalorien) zu verbrennen, müssten Sie schon gut eine Stunde laufen. Wiegen Sie jedoch 100 Kilogramm, haben Sie die Vollmilchschokolade nach ca. 30 Minuten verbrannt. Bewegung kann also im Einzelfall den Energieumsatz signifikant erhöhen. Die individuellen Voraussetzungen variieren dabei erheblich.

Es bringt aber auch nichts zu übertreiben. Wie Wissenschaftler der City University of New York 2015 veröffentlichten, lässt sich durch Bewegung zwar aktiv der Gesamtenergieumsatz erhöhen, der Grundenergieumsatz in Ruhe jedoch nicht immer. Ab einer gewissen Trainingsintensität und einem bestimmten Trainingsumfang spart der Körper die Energie ein, die er für die Bewegung entsprechend mehr ausgegeben hat. In der Studie wurde ein standardisiertes Trainingsprogramm (100 Prozent) über acht Tage abgehalten, das die eine Gruppe mit einer hohen Intensität (150 Prozent) und die andere Gruppe mit niedriger Intensität (50 Prozent) absolvierte. Im Ergebnis brachte die Quälerei wenig mehr Gewichtsreduktion: Die Gruppe mit hoher Intensität nahm 1,5 Kilogramm ab und die mit geringer Intensität 1,4 Kilogramm – immerhin fast genauso viel. Übertreiben Sie es also nicht.

Fazit: Regelmäßiges Training mit mittlerer Intensität führt langfristig zu ähnlichen Resultaten wie hochintensive Trainingseinheiten. Sie bleiben aber leichter am Ball, überlasten sich nicht und halten insgesamt länger durch.

Gelassenheit – Warum Sie Ernährungstipps trotzdem nicht zu ernst nehmen sollten!

Gelassenheit. Was hat dieses Wort in einem Buch über Ernährung zu suchen? Ganz einfach: Es geht darum, sich nicht verrückt machen zu lassen. Es ist normal, dass uns jeden Tag unzählige Informationen und Neuigkeiten erreichen. Mit der Erfindung des Internets und des Smartphones hat sich die Informationsflut nochmals exponentiell vervielfacht. Damit müssen wir umgehen können, denn es wird nicht weniger, sondern eher mehr werden. Auf einer Zukunftskonferenz sagte der Philosoph und Autor Wilhelm Schmid zu seinem Lieblingsthema Gelassenheit sinngemäß: Der absolute Ruhezustand ist der Tod, alles andere ist Gelassenheit. Lernen, nicht jede neue Nachricht zum Anlass zu nehmen, an dem bisher vertrauten und vielleicht sogar bewährten Umgang mit gewissen Dingen zu zweifeln. Lernen, dass viele Nachrichten heutzutage mit der Absicht verbreitet werden, uns in eine bestimmte Richtung zu lenken. Die schon erwähnten Beispiele zum Thema Ernährung, Lebensmittel und Gesundheit lassen sich beliebig erweitern, ob es nun um Wunderdiäten geht, böse Zusatzstoffe oder um einzelne Lebensmittel, die verteufelt werden. In letzterem Fall hat meist die gerade zu diesem Zeitpunkt am Markt erscheinende Alternative kräftigen Umsatzzuwachs, wie man bei Sojaprodukten durch die Verteufelung der Milch beobachten konnte. Um bei diesen Themen zukünftig ein wenig gelassener zu bleiben, gibt es drei einfache Werkzeuge, die Sie ausprobieren sollten, wenn Ihnen der nächste Bär aufgebunden werden soll.

Wenn Meister Zufall für bare Münze genommen wird

Statistiker und Trendforscher nennen es die »Regression zur Mitte«. Obwohl wir hin und wieder Extreme beobachten können, pendelt sich am Ende das meiste doch irgendwo in der Mitte wieder ein. Was sich dahinter verbirgt, hat fast jeder schon einmal erlebt. Unser Unterbewusstsein lässt grüßen. Nehmen wir an, Sie fühlen sich nicht wohl. Das kommt immer mal wieder vor, denn niemand fühlt sich das

ganze Jahr über jeden Tag 24 Stunden lang glücklich und zufrieden. Das hat das Leben so an sich, man könnte sogar sagen, es ist normal. Es ist ein mehr oder weniger starkes Auf und Ab der Stimmungen und Gefühle. Nun sucht der Mensch naturgemäß nach Vergnügen, er mag die glücklichen Gefühle mehr als die weniger guten, und so lässt er sich gerne auf gute Ratschläge oder Mittel ein, die mehr Glück und Zufriedenheit versprechen. Man ist sogar bereit, dafür Geld zu bezahlen. In vielen Fällen funktioniert es sogar, man nimmt das Nahrungsergänzungsmittel und fühlt sich besser. Oder man stellt die Ernährung auf vegan um und fühlt sich plötzlich besser. Mit einigen wenigen Ausnahmen bei Menschen, die tatsächlich einem Mangel an Nährstoffen unterliegen oder den Cholesterinspiegel mit pflanzlicher Kost senken sollen, fügt sich das positive Gefühl eines steigenden Wohlbefindens in die ohnehin wiederkehrenden Glücksphasen der normalen Stimmungsschwankungen ein. Man ‚pendelt sozusagen dem angenehmen Extrem entgegen. Nur wird ein direkter Zusammenhang zum vorangegangenen Heil- oder Hilfsmittel herstellt, das ja versprochen hatte, dass es Ihnen bald wieder besser geht.
Es ist, ungeachtet der tatsächlichen Ursache für Ihr Glücksgefühl, nichts dagegen einzuwenden. Dennoch ist dies genau der Trick, durch den Millionen von Kunden jedes Jahr aufs Neue eine gerade im Trend liegende Diät oder anderen Voodoo ausprobieren. Wie lange können Sie die vorgeschlagene Ernährungsweise fortführen und wie lange hält der Diät-Erfolg an? Erwiesenermaßen ist der erreichbare Gewichtsverlust umso größer, je höher das Ausgangsgewicht ist. Falls Sie also die verlorenen Kilos bis zum nächsten Diät-Frühling wieder auf den Hüften haben und dann die neue Trend-Diät ausprobieren, werden Sie wahrscheinlich wieder ähnlich erfolgreich sein und im Jahr darauf ebenso wahrscheinlich die Kilos wieder auf den Hüften haben. Dennoch bestätigt sich so der persönliche Eindruck der Wirksamkeit der Diät. Das Gewicht langfristig zu halten, energiereduziert zu essen und somit dauerhaft Erfolg zu haben, das bringen Ihnen Diäten meist leider nicht bei.
Ein weiterer verstärkender Effekt ist die Aufmerksamkeit, die solche Themen erhalten. Es wird viel darüber geredet. Es ist ein menschli-

cher Charakterzug, sich durch ein paar wenige überzeugende, aber nicht unbedingt richtige Argumente der Mehrheitsmeinung anzuschließen. Denken Sie immer an die Regression zur Mitte, denn es gibt immer ein paar Extreme am oberen und unteren Ende der Erfolgsskala. Sollten Sie zum einen oder anderen gehören, werden Sie es schnell selber merken. Der größte Teil der Menschen liegt jedoch in der Mitte, also im Durchschnitt, und muss bei Laune gehalten werden, damit sich das Karussell weiterdreht. Sie entscheiden aber, ob Sie auf dem Karussell mitfahren oder lieber Ihr eigenes Ding drehen.

Tipp: Wenn Sie die nächste Diät starten oder sich fragen, ob Sie dem nächsten Ernährungstrend folgen sollen, beobachten Sie, was sich in Ihrem Leben sonst noch verändert, ob positiv oder negativ. Schreiben Sie es auf und behalten Sie die Aufzeichnungen. Machen Sie das beim nächsten Mal und auch beim übernächsten Mal wieder. Rückblickend werden Sie sehen, ob die Versprechungen der Wunderdiäten, Nahrungsergänzungsmittel oder Superfoods tatsächlich wahr geworden sind oder andere Faktoren verantwortlich waren. Eventuell war es eine neue Liebe, ein Urlaub oder einfach nur schönes Wetter. Vielleicht können Sie zukünftig das Geld für teure Diäten sparen.

Von Wissen und Glauben – die kognitive Verzerrung

Ein bekanntes Zitat des Komikers Will Rogers besagt, dass das, »was uns in Schwierigkeiten bringt, nicht das ist, was wir wissen, sondern das, was wir wissen, obwohl es nicht stimmt«. So oder so ähnlich hat es wohl auch Mark Twain formuliert. Es ist schon seit längerer Zeit bekannt, dass wir gerne Fehleinschätzungen unterliegen, weil wir den falschen Informationen zu viel Glauben schenken. Politik und Unternehmen sprechen schon lange vom aufgeklärten Verbraucher, und auch die Verbraucher selbst wollen aufgeklärt und informiert sein. Alles andere wäre eine Schande, denn die Informationen fliegen uns ja nur so zu. Manchmal kann man sich gar nicht mehr davor retten. Da muss man doch Bescheid wissen!

Wirklich? Werbung ist omnipräsent. Ebenfalls von Will Rogers stammt folgender Ausspruch: »Wenn sämtliche Mittel in die Verbesserung der Produkte fließen würden, die für Werbung ausgegeben werden, bräuchte es keine Werbung.« Natürlich kennt ein jeder Marketingexperte die Regel »Wirb oder stirb«, und so muss man eben doch ein wenig Geld in die Hand nehmen, um die Kunden für das eigene Produkt zu gewinnen. Frei nach dem Motto des Erfinders eines beliebten Energydrinks aus Österreich: »Wenn es noch keinen Markt gibt, dann schaffen wir eben einen.«

Eigentlich brauchen wir weder Energy-Drinks noch Proteinpülverchen. Milliarden Menschen leben ohne dieses Zeug und weitere Milliarden Menschen haben es in den letzten 1000 Jahren geschafft, die Menschheit ohne derartige Nahrungs(ergänzungs)mittel zu erhalten. Da wir aber offensichtlich sehr empfänglich für Versprechungen von mehr Gesundheit, Lebenskraft und Wohlbefinden sind, gibt es sogar eine Verordnung der Europäischen Union, die es verbietet, Lebensmittel mit Gesundheitsversprechen zu bewerben, wenn diese nicht eindeutig bewiesen wurden. Es muss also viel Betrug und Täuschung gegeben haben, wenn sogar eigens Gesetze erlassen werden, um Missbrauch vorzubeugen.

Das hält die Hersteller allerdings nicht davon ab, diverse Informationen über die Wunderwirkung von bestimmten Lebens- und Nahrungsergänzungsmitteln nicht direkt auf die Verpackung zu drucken, sondern in Prospekten, Presseartikeln und Büchern zu verbreiten. Hersteller werden mitunter sehr kreativ, da es sich bisweilen um einzelne Wörter handeln kann, die den Unterschied zwischen Täuschung und Wahrheit ausmachen, sodass selbst die Lebensmittelüberwachung nicht allen Marketingtricks der Unternehmen sofort auf die Spur kommt. Sie sollen sich ja eigentlich um die Lebensmittelsicherheit kümmern, statt ständig Marketinglügen aufzudecken.

Die Hersteller vermeiden nach Möglichkeit, mit dem Gesetz in Konflikt zu kommen. Die Deklarationen der meisten Produkte entsprechen daher den gesetzlichen Vorschriften. Forderungen, diese strenger zu fassen, insbesondere bei sogenannten »Kinderlebensmitteln«, gibt es deshalb immer wieder.

Es bleibt Ihnen also nichts anderes übrig, als selber im Sinne der »Lebensmittelüberwachung« tätig zu werden. Sie müssen sich bewusst machen, dass das Wecken von Erwartungen zum alltäglichen Geschäft egal welcher Branche gehört. Gleiches gilt für die gegensätzlichen Meldungen, dass manche Lebensmittel gesundheitsschädlich sein sollen. Stellen Sie sich vor, was für eine tolle Werbung negative Schlagzeilen über die Milch für die Hersteller von Milch-Alternativen sind. Oder wie Meldungen über den schlechten Weizen für die Anbieter von alternativen Getreidesorten hilfreich sind. Ständig werden Meinungen und scheinbare Fakten über Lebensmittel und Ernährung verbreitet, sodass sich mittlerweile mehr Verwirrung als Klarheit ausgebreitet hat. Der einzige Weg aus diesem verzerrten Bild ist tatsächlich das eigene Wissen.

Ein Beispiel, wie Sie selber Klarheit schaffen können

Häufig liest man Schreckensmeldungen über Lebensmittel und deren Inhaltsstoffe in den Medien – viele schnelle Schlagzeilen beziehen sich dabei auf einzelne Studien. Beispielsweise gab es Mitte 2015 die Schlagzeile »Fleisch ist krebserregend«. Tierischen Lebensmitteln wird dieser Vorwurf sehr häufig gemacht. Eine weitere Schlagzeile, die nicht nur Fleisch, sondern generell tierisches Eiweiß als ungesund betitelte, lautete: »Ernährungsstudie – Pflanzliches Eiweiß scheint gesünder als tierisches« (am 2. August 2016 bei *Spiegel Online*). Eine Studie der Harvard Medical School hatte in einer 32 Jahre langen Beobachtungsstudie mit gut 130 000 Teilnehmern mit einem durchschnittlichen Alter von 49 Jahren die Ernährungsweise und das Auftreten von erkrankungsbedingten Todesursachen untersucht. Nun wurde beobachtet, dass die Teilnehmer, die viel tierisches und wenig pflanzliches Eiweiß gegessen hatten, ein zwei Prozent höheres Sterberisiko hatten.
Müssen wir nun mit dem Schlimmsten rechnen? Nein, das schreiben sogar die Forscher aus Harvard in ihrer Studie. Sie schreiben, dass sie nicht sagen können, ob das Protein der ausschlaggebende Faktor ist. Und selbst wenn, wäre es wohl kaum alltagsrelevant für den Einzelnen, denn normalerweise werden Erkrankungs- oder Todesrisiken in

der Anzahl der Fälle pro 100 000 Einwohner angegeben. Sind zum Beispiel zwei Menschen erkrankt, liegt die Wahrscheinlichkeit zu erkranken bei 0,002 Prozent. Diese Zahl ist sehr klein und daher für eine spektakuläre Pressemitteilung nicht zu gebrauchen. Wenn die Anzahl auf drei stiege, wären es 0,003 Prozent. Auch nicht gerade spektakulär. Da hört es sich schon besser an, wenn man mit der relativen Zunahme arbeitet, denn die Steigerung von zwei auf drei läge prozentual gesehen bei 50 Prozent.

Diese Statistiken sind zwar für die wissenschaftliche Diskussion relevant, da es letztlich darum geht, alle Todesursachen zu bekämpfen, doch für Ihr persönliches Risiko lassen sich aus den meisten Nachrichten dieser Art keine praktischen Empfehlungen ableiten. Dafür ist das Leben zu komplex und lässt sich leider mit keiner Studie genau abbilden. Nutzen Sie lieber die Möglichkeiten zur objektiven Beurteilung Ihres Gesundheitsstatus, die Ihnen Teil 2 des Buches erläutert hat.

Was am Ende des Tages übrig bleibt

Alles Wissen und alle Möglichkeiten bieten uns häufig nicht die Orientierung zu erkennen, was wirklich wichtig ist – für uns, für unsere Mitmenschen und für die Umwelt. Der amerikanische Psychologe Abraham Maslow hat seinerzeit die sozialpsychologische Theorie der menschlichen Bedürfnisse in der Darstellung einer pyramidenförmigen Bedürfnishierarchie zusammengefasst. Obwohl diese heute nicht mehr ganz den Bedürfnissen in einer digitalen Welt gerecht wird, sind einige Eckpfeiler dieser Theorie unverändert. Die breite Basis der Pyramide bilden die physiologischen Grundbedürfnisse, wozu selbstverständlich auch die Nahrungsaufnahme und alle lebensnotwendigen Aktivitäten gehören, inklusive der Fortpflanzung. Erst wenn diese Bedürfnisse befriedigt sind, ist Raum, sich um sogenannte Sicherheitsbedürfnisse zu kümmern, die dazu beitragen, den erreichten physischen und sozialen Status zu erhalten. Aus dieser Position heraus ergibt sich die Möglichkeit, die nächste Bedürfnisebene zu befriedigen: die sozialen Bedürfnisse, die über das direkte Umfeld hinausgehen. Gesellschaftliche Beziehungen wollen gepflegt werden, und Anerkennung für das bisher Erreichte streichelt die Seele, genauso wie zwischenmenschliche Beziehungen, die über die reine Fortpflanzung hinausgehen können. Das macht den Menschen ja schließlich aus. Auf der vorletzten Hierarchiestufe stehen die individuellen Bedürfnisse, die rein ichbezogene soziale, körperliche und mentale Facetten haben und vorrangig uns selbst nutzen. Daraus geht schließlich die letzte Stufe der Bedürfnishierarchie hervor: die absolute Selbstverwirklichung, oft die Suche nach sich selbst und dem Sinn des Lebens.

Kurz gesagt: Je besser es uns geht, desto mehr beschäftigen wir uns mit uns selbst. Je schlechter es uns geht, desto eher kommt das »Tier im Menschen« zum Vorschein, das essen und sich fortpflanzen muss. Egal auf welcher Stufe man sich befindet, gerade die Ernährung ist ein Grundbedürfnis, das in der westlichen Welt kein Defizit aufweist und daher inzwischen eher zur individuellen Bedürfnisbefriedigung oder gar zur Selbstverwirklichung genutzt wird, während Ernährung in vielen Entwicklungs- und Schwellenländern nicht einmal als Grundbedürfnis ganz befriedigt werden kann.

In einem Interview antwortete der amerikanische Ökonom Robert J. Gordon auf die Frage, welchen Einfluss die digitale Revolution und das Smartphone auf unsere Gesellschaft haben werden, sinngemäß: »Die Entwicklungen sind seit 1995 abgeschlossen, bis auf das Smartphone vielleicht … Aber auf welche Erfindung wollen Sie nicht verzichten: Auf die Toilette? Oder auf Facebook?«

Analog könnte man diese Frage für unsere Lebensmittel und unsere Ernährung stellen und die Antwort wäre wohl genauso deutlich!

Die Ich-Ernährung – 10 Denkanstöße für den Alltag

1. Anstatt auf eine einseitige Lebensmittelauswahl à la »Low Carb«, »Paläo« oder »Low Fat« zu setzen, achten Sie lieber auf die Energiedichte der Lebensmittel, die gesamt unter 250 Kilokalorien pro 100 Gramm liegen sollte. Nutzen Sie die Nährstofftabelle von verpackten Lebensmitteln oder eine der vielen App-Datenbanken, um sich im Alltag schnell orientieren zu können.
2. Gehen Sie bewusst einkaufen und kochen Sie so oft wie möglich zu Hause. Nutzen Sie regionale und saisonale Lebensmittel. Bio-Qualität ist unter Nachhaltigkeitsaspekten sinnvoll, wenn sie verfügbar ist. Nutzen Sie Kochbücher mit einfachen Rezepten, die schnell und unkompliziert sind, dann gibt es schnelle Erfolge, was die Gefahr des Aufgebens reduziert.
3. Nutzen Sie zum Essen kleine Teller. Je größer die Teller, desto größer die Portion. Lieber Nachschlag nehmen, das geht immer. Ansonsten den Rest am nächsten Tag aufwärmen, das spart die Zeit fürs erneute Kochen.
4. Im Restaurant oder in der Kantine gilt: Möglichst viel Gemüse auf den Teller, das senkt automatisch die Energiedichte der gesamten Mahlzeit. Faustregel: Die Hälfte des Tellers ist Gemüse.
5. Essen Sie so, wie es Ihr Tag erlaubt, aber gewöhnen Sie sich so weit wie möglich eine Routine in diesem Rahmen an, indem Sie Lebensmittel mit geringer Energiedichte in festen Zeiträumen einplanen. Das funktioniert in der Regel zu den Zeiten am besten, zu denen Sie unabhängig von anderen essen können.
6. Essen Sie trotzdem so oft wie möglich in Gesellschaft. Achten Sie auf die genannten Aspekte und orientieren Sie sich nicht an den Mengen der anderen. Das tun wir nämlich unterbewusst sehr gerne.
7. *Genießen* Sie weiterhin die Lebensmittel, die Ihnen schmecken. Auch wenn das ein oder andere in Zukunft zur Ausnahme wird, können Sie es dennoch in vollen Zügen genießen.

8. Seien Sie *genügsam*, indem Sie bewusst auf die Sättigungssignale Ihres Körpers achten. Geben Sie Ihrem Körper Zeit, denn er befindet sich manchmal noch in der Steinzeit.
9. Bleiben Sie im *Gleichgewicht*, indem Sie Ernährung (Energieaufnahme) und Aktivität (Energieverbrauch) bewusst im Blick behalten.
10. Bleiben Sie *gelassen*, was große Versprechungen und Skandale über Lebensmittel und Ernährung in den Medien angeht. Zum gesunden Essen braucht es letztlich nicht viel mehr als ein paar Grundnahrungsmittel und etwas Kocherfahrung. Alles andere ist Luxus.

Nachwort

Als ich zum ersten Mal von Malte Rubachs Absicht hörte, ein Buch über Ernährung zu schreiben, und er mir mitteilte, er würde sich selbst als Protagonisten darstellen, musste ich doch etwas schmunzeln. Denn Malte Rubach gehört auf den ersten Blick eher zur Gattung derer, die essen können, was sie wollen, und trotzdem schlank bleiben. Dass dies nicht so ist und sein guter und fitter Gesundheitszustand einem konsequenten Ringen um eine für ihn optimale Ernährung und Bewegungsweise entspringt, zeigt dieses Buch.
Malte Rubach hat eine Vielzahl von unterschiedlichen Diäten und Ernährungsweisen zusammengetragen und kommentiert, von denen eine ganze Reihe tatsächlich zu einer Gewichtsabnahme führen kann. Das Entscheidende ist hier jedoch, dass nach der Periode einer vorübergehenden Gewichtsabnahme eine erneute Zunahme vielfach vorprogrammiert ist, wie die enttäuschende Erfahrung vieler Übergewichtiger zeigt.
Nur wenn Ernährungsweise und Lebensstil dauerhaft geändert werden, ist auch ein andauernder gesundheitlicher Effekt zu erwarten. Nun werden sowohl die Ernährungsweise als auch der Lebensstil in einem längeren Lernprozess erworben und bilden für viele eine Art Heimat. Es ist deshalb wenig wahrscheinlich, dass sich durch ein einfaches Rezept, eine todsichere Diät oder eine trendige Fitnessmethode diese Gewohnheiten komplett verändern werden.
Malte Rubachs Buch zeigt mit einer Vielzahl von Beispielen und Denkanstößen, wie jemand für sich selbst ein Ernährungs- und Fitnesskonzept entwickeln kann. Wo ich Hilfestellung bekomme, wenn ich Unterstützung brauche. Welche Angebote seriös sind und was wissenschaftlich begründet ist.
Der Leser kann sich mit der Lektüre dieses Buches nicht nur einen profunden Überblick darüber verschaffen, was es so alles an Ernährungsthemen gibt, sondern soll vor allen Dingen angestoßen werden, etwas für sich zu tun. Dass es sich lohnt, sich für seine Gesundheit einzusetzen. Dass es eine Vielzahl von Möglichkeiten im Bereich der

Ernährung und Bewegung gibt, die jeder in seine Gewohnheiten einbauen kann, ohne gleich ein ganz anderer Mensch zu werden.
Wenn das aber gelingt und dann auch zu einer neuen Gewohnheit wird, ist ein dauerhafter Erfolg umso wahrscheinlicher. In seinem beruflichen Umfeld ist Malte Rubach durch seine begeisternde und motivationsfördernde Art bekannt. Ich bin mir sicher, dass viele dies auch in diesem Buch nachspüren können, sodass die Lektüre hoffentlich auch bei Ihnen eine Veränderung der eigenen Lebensweise anstoßen wird.

Prof. Dr. med. Johannes Erdmann
ist Internist, Endokrinologe, Diabetologe und Ernährungsmediziner mit dem Forschungsschwerpunkt Therapie von Adipositas und Typ-2-Diabetes. Seit 2011 arbeitet er als Professor an der Hochschule Weihenstephan-Triesdorf.

Anhang

Lebensmitteltabelle mit Energiedichte

KH = Kohlenhydrate (in g), P = Protein (in g), F = Fett (in g), E = Energiegehalt (in kcal), EDB = Energiedichtebereich (in kcal/g)

Milch und Milcherzeugnisse

Lebensmittelzusammensetzung pro 100 Gramm	**KH**	**P**	**F**	**E**	**EDB**
Buttermilch	4	3,5	0,5	37	1,5
Joghurt, 3,5 % Fett	4,4	3,9	3,8	70	1,5
Joghurt, 1,2 %, höchstens 1,8 %	4,5	3,6	1,6	49	1,5
Joghurt, höchstens 0,3 % Fett	4,9	3,5	0,1	37	1,5
Kaffeesahne, mindestens 10 % Fett	4,1	3,1	10,5	123	1,5
Kefir aus Vollmilch	3,6	3,3	3,5	65	1,5
Kondensmilch, mindestens 7,5 % Fett	9,3	6,5	7,6	132	1,5
Magermilch, höchstens 0,3 % Fett	4,8	3,5	0,1	34	1,5
Milch, mindestens 1,5 %, höchstens 1,8 % Fett	4,8	3,4	1,6	48	1,5
Molke, süß	4,7	0,8	0,2	25	1,5
Schafmilch	4,7	5,3	6,3	94	1,5
Vollmilch, mindestens 3,5 % Fett	4,7	3,4	3,6	65	1,5
Vollmilch, H-Milch (ultrahocherhitzt)	4,7	3,1	3,8	66	1,5
Ziegenmilch	4,2	3,7	3,9	67	1,5
Fruchtjoghurt, vollfett	15,5	3,9	2,6	101	1,5
Fruchtjoghurt, fettarm	13,5	3,6	1,3	80	1,5
Fruchtjoghurt, mager	12,8	3,8	0,1	68	1,5
Kondensmilch, mindestens 10 % Fett	12,5	8,8	10,1	177	2,5
Saure Sahne, Sauerrahm	3,5	2,8	18	189	2,5
Kondensmilch, mindestens 8 %, gezuckert	51,9	8,2	8,8	320	**2,6**

Milch und Milcherzeugnisse

Lebensmittelzusammensetzung pro 100 Gramm	KH	P	F	E	EDB
Kondensmagermilch, gezuckert	56,7	10	0,2	269	**2,6**
Sahne, Schlagrahm, mindestens 30 % Fett	3,3	2,4	31,7	308	**2,6**
Trockenbuttermilch, Buttermilchpulver	42,1	33,4	6	383	**2,6**
Trockenmagermilch, Magermilchpulver	50,5	35	1	357	**2,6**
Trockenmolke, Molkepulver	65,9	12	1,2	335	**2,6**
Trockenvollmilch, Vollmilchpulver	35,1	25,2	26,2	482	**2,6**

Käse

Lebensmittelzusammensetzung pro 100 Gramm	KH	P	F	E	EDB
Hüttenkäse, Cottage Cheese, 20 % Fett i. Tr.	3,3	12,3	4,3	102	1,5
Harzerkäse, Mainzerkäse, Handkäse, Stangenkäse, höchstens 10 % Fett i. Tr.	-	30	0,7	127	1,5
Schichtkäse, 10 % Fett i. Tr.	3,8	12,7	2,4	91	1,5
Schichtkäse, 20 % Fett i. Tr.	3,6	11,9	5	109	1,5
Speisequark, mager	3,2	13,5	0,3	71	1,5
Speisequark, 20 % Fett i. Tr.	2,7	12,5	5,1	109	1,5
Camembert, 30 % Fett i. Tr.	-	23,5	13,5	215	2,5
Edamer, 30 % Fett i. Tr.	-	26,4	16,2	254	2,5
Fetakäse, 45 % Fett i. Tr.	0,5	17	18,1	237	2,5
Limburger, 20 % Fett i. Tr.	-	26,4	8,6	184	2,5
Mozzarella aus Kuhmilch	-	19,9	16,1	225	2,5
Ricotta	-	9,5	15	174	2,5
Romadur, 20 % Fett i. Tr.	-	23,9	9,2	178	2,5
Romadur, 30 % Fett i. Tr.	-	23,7	13,7	218	2,5
Schichtkäse, 40 % Fett i. Tr.	3,2	10,8	11,3	160	2,5

Käse

Lebensmittelzusammensetzung pro 100 Gramm	KH	P	F	E	EDB
Speisequark, 40 % Fett i. Tr.	2,6	11,1	11,4	160	2,5
Appenzeller Käse, 20 % Fett i. Tr.	-	33,8	11,4	238	2,5
Appenzeller Käse, 50 % Fett i. Tr.	-	24,8	31,7	386	**> 2,5**
Brie, Rahmbrie, 50 % Fett i. Tr.	0,1	22,6	27,9	345	**> 2,5**
Butterkäse, 50 % Fett i. Tr.	-	21,1	28,8	344	**> 2,5**
Camembert, 60 % Fett i. Tr.	-	17,9	34	378	**> 2,5**
Camembert, Rahmcamembert, 50 % Fett i. Tr.	0,1	20,5	25,7	314	**> 2,5**
Camembert, 45 % Fett i. Tr.	0,1	21,5	22,3	285	**> 2,5**
Camembert, 40 % Fett i. Tr.	-	22,5	20,5	275	**> 2,5**
Chester, Cheddar, 50 % Fett i. Tr.	0,4	25,4	32,2	397	**> 2,5**
Edamer, 40 % Fett i. Tr.	-	26,1	23,4	318	**> 2,5**
Edamer, 45 % Fett i. Tr.	-	24,8	28,3	357	**> 2,5**
Edelpilzkäse, 50 % Fett i. Tr.	-	21,1	29,8	355	**> 2,5**
Emmentaler, 45 % Fett i. Tr.	-	29	31,4	400	**> 2,5**
Frischkäse, Rahmfrischkäse, 50 % Fett i. Tr.	3,4	13,8	23,6	284	**> 2,5**
Frischkäse, Doppelrahmfrischkäse, mindestens 60 %, höchstens 80 % Fett i. Tr.	2,6	11,3	31,5	340	**> 2,5**
Gorgonzola	-	19,4	31,2	360	**> 2,5**
Gouda, 45 % Fett i. Tr.	-	25,5	25,4	334	**> 2,5**
Gruyère, 45 % Fett i. Tr.	-	26,9	32,1	399	**> 2,5**
Limburger, 40 % Fett i. Tr.	-	22,4	19,7	268	**> 2,5**
Münsterkäse, 45 % Fett i. Tr.	-	21,6	22,6	290	**> 2,5**
Münsterkäse, 50 % Fett i. Tr.	-	20,9	26,3	321	**> 2,5**
Parmesankäse, 37 % Fett i. Tr.	0,1	35,6	25,8	375	**> 2,5**
Provolone	-	26,3	28,9	365	**> 2,5**
Romadur, 40 % Fett i. Tr.	-	23,1	20,1	274	**> 2,5**

Käse

Lebensmittelzusammensetzung pro 100 Gramm	KH	P	F	E	EDB
Romadur, 45 % Fett i. Tr.	–	21,2	23,1	293	**> 2,5**
Romadur, 50 % Fett i. Tr.	–	20	25,7	311	**> 2,5**
Roquefort	–	21,5	30,6	362	**> 2,5**
Schmelzkäse, 45 % Fett i. Tr.	–	14,4	23,6	270	**> 2,5**
Schmelzkäse, 60 % Fett i. Tr.	–	13,2	30,4	326	**> 2,5**
Tilsiter, 30 % Fett i. Tr.	–	28,7	17,2	270	**> 2,5**
Tilsiter, 45 % Fett i. Tr.	–	26,3	27,7	358	**> 2,5**
Bel Paese	–	25,4	30,2	373	**> 2,5**

Ei

Lebensmittelzusammensetzung pro 100 Gramm	KH	P	F	E	EDB
Hühnereiweiß, Flüssigeiweiß	0,7	11,1	0,03	47	1,5
Hühnerei	0,7	12,5	11,4	155	2,5
Hühnereieigelb, Flüssigei	0,3	16,1	31,9	353	**> 2,5**

Fleisch und Fleischerzeugnisse

Lebensmittelzusammensetzung pro 100 Gramm	KH	P	F	E	EDB
Corned Beef, deutsch	–	21,7	6	141	1,5
Hase	–	21,6	3,0	113	1,5
Hirsch	–	20,6	3,3	112	1,5
Huhn, Brust, mit Haut	–	22,2	6,2	145	1,5
Huhn, Brust, ohne Haut	–	24	0,7	102	1,5
Lammfleisch, Muskelfleisch	–	20,8	3,7	117	1,5
Kalbfleisch, Filet	–	21,2	1,8	101	1,5
Kalbfleisch, Keule, Schlegel	–	20,7	0,7	89	1,5
Kalbfleisch, Kalbsrücken, Kotelett	–	20,9	2,6	107	1,5

Fleisch und Fleischerzeugnisse

Lebensmittelzusammensetzung pro 100 Gramm	KH	P	F	E	EDB
Kalbfleisch, Leber	–	14,9	1,1	86	1,5
Kaninchenfleisch, mit Knochen	–	20,8	7,6	152	1,5
Kassler, Schweinefleisch, gepökelt	–	20,9	7,5	151	1,5
Pferdefleisch	–	20,6	2,7	108	1,5
Rehfleisch, Rücken	–	22,4	3,6	122	1,5
Rindfleisch, Bug, Schulter	–	20,2	5,3	129	1,5
Rindfleisch, Filet	–	21,2	4	121	1,5
Rindfleisch, Hals, Kamm	–	19,3	8,1	149	1,5
Rindfleisch, Hochrippe, Rostbraten	–	20,6	8,1	155	1,5
Rindfleisch, Lende, Roastbeef	–	22,5	4,5	130	1,5
Rindfleisch, Oberschale	–	20,9	4,5	124	1,5
Rindfleisch, Leber	–	19,2	3,7	131	1,5
Schweinefleisch, Filet	–	22	2	106	1,5
Schweinefleisch, Kotelett, mit Knochen	–	21,6	5,2	133	1,5
Schweinefleisch, Oberschale, Schnitzelfleisch	–	22,2	1,9	106	1,5
Schweinefleisch, Leber	0,9	21,1	4,5	129	1,5
Schweineschinken, Kochschinken	–	22,5	3,7	125	1,5
Truthahn, Jungtier	–	22,4	6,8	151	1,5
Truthahn, Brust, ohne Haut	–	24,1	1	105	1,5
Truthahn, Keule, ohne Haut und Knochen	–	20,5	3,6	114	1,5
Ziegenfleisch	–	19,5	7,9	149	1,5
Corned Beef, amerikanisch	–	25,3	12	209	2,5
Dosenwürstchen	–	12,5	19,5	226	2,5
Ente	–	18,1	17,2	227	2,5
Hammelfleisch, Keule, Schlegel	–	18	18	234	2,5
Huhn, Brathuhn	–	19,9	9,6	166	2,5

Fleisch und Fleischerzeugnisse

Lebensmittelzusammensetzung pro 100 Gramm	KH	P	F	E	EDB
Huhn, Suppenhuhn	–	18,5	20,3	257	2,5
Huhn, Schlegel, mit Haut, ohne Knochen	–	18,2	11,2	173	2,5
Schweinefleisch, Bug (Blatt, Schulter), mit Schwarte	–	17,5	16,5	218	2,5
Schweinefleisch, Halsgrat, Kamm	–	18,3	13,8	197	2,5
Schweinefleisch, Hintereisbein, Hinterhaxe	–	19	12,2	186	2,5
Wildschwein	–	19,5	9,3	162	2,5
Bierschinken	–	18,6	9,5	160	2,5
Blutwurst, Thüringer Art	–	19,9	10,9	178	2,5
Jagdwurst	–	15,3	15,8	203	2,5
Regensburger	–	14,8	21,5	253	2,5
Frankfurter Würstchen	–	12,4	24,4	269	**> 2,5**
Frühstücksfleisch	–	14,7	25,4	287	**> 2,5**
Gans	–	15,7	31	342	**> 2,5**
Gelatine, Speisegelatine	–	84,2	0,1	338	**> 2,5**
Hammelfleisch, Kotelett	–	14,9	32	348	**> 2,5**
Leberpastete	–	14,2	28,6	314	**> 2,5**
Leberwurst	–	13,9	33,2	354	**> 2,5**
Mettwurst	–	14,5	35,6	378	**> 2,5**
Salami, deutsch	–	20,3	35,6	402	**> 2,5**
Schweinebauch, geräucherter	–	18	33,3	372	**> 2,5**
Schweinespeck, durchwachsen, geräuchert (Frühstücksspeck)	–	9,1	65	621	**> 2,5**
Wiener Würstchen	–	13,5	23,2	263	**> 2,5**
Blutwurst	–	14,5	25,6	288	**> 2,5**
Bockwurst	–	13,1	24,5	273	**> 2,5**
Bauernbratwurst, polnische Art	–	21,3	21,4	278	**> 2,5**

Fleisch und Fleischerzeugnisse

Lebensmittelzusammensetzung pro 100 Gramm	KH	P	F	E	EDB
Cervelatwurst	–	20,3	34,8	394	**> 2,5**
Fleischkäse, Leberkäse	–	11,8	27,4	294	**> 2,5**
Fleischwurst	–	10,8	29,3	307	**> 2,5**
Gelbwurst	–	13,7	24,6	276	**> 2,5**
Kalbsbratwurst	–	11,3	25	270	**> 2,5**
Kalbsleberwurst	–	13,1	28,9	313	**> 2,5**
Knackwurst	–	12	23,5	260	**> 2,5**
Landjäger	–	25,1	42,2	480	**> 2,5**
Lyoner	–	11,4	29,2	308	**> 2,5**
Mortadella	–	11,8	25	272	**> 2,5**
Schweinsbratwurst	–	15,2	25,6	291	**> 2,5**
Weißwurst, Münchner	–	13,5	22,9	260	**> 2,5**

Fisch, Weich- und Krustentiere

Lebensmittelzusammensetzung pro 100 Gramm	KH	P	F	E	EDB
Barsch	–	18,4	0,8	81	1,5
Brasse	–	16,6	5,5	116	1,5
Flunder	–	16,5	0,7	72	1,5
Forelle	–	19,5	2,7	103	1,5
Hecht	–	18,4	0,9	81	1,5
Heilbutt	–	20,1	1,6	95	1,5
Hering, Ostsee	–	18,1	9,2	155	1,5
Kabeljau	–	17,7	0,7	77	1,5
Karpfen	–	18	4,8	115	1,5
Katfisch	–	15,8	1,9	80	1,5
Köhler, »Seelachs«	–	18,3	0,9	81	1,5
Meeräsche	–	20,4	4,3	120	1,5

Fisch, Weich- und Krustentiere

Lebensmittelzusammensetzung pro 100 Gramm	KH	P	F	E	EDB
Rotbarsch	–	18,2	3,6	105	1,5
Sardelle	–	20,1	2,3	101	1,5
Sardine	–	19,4	4,5	118	1,5
Schellfisch	–	17,9	0,6	77	1,5
Scholle	–	17,1	1,9	86	1,5
Seehecht	–	17,2	2,8	94	1,5
Seezunge	–	17,5	1,4	82	1,5
Zander	–	19,2	0,7	83	1,5
Auster	4,8	9	1,2	66	1,5
Garnele	–	18,6	1,4	87	1,5
Hummer	–	15,9	1,9	81	1,5
Krebs, Flusskrebs	–	15	0,5	64	1,5
Languste	1,3	17,2	1,1	84	1,5
Miesmuschel	2,4	10,5	2	69	1,5
Tintenfisch	–	16,1	0,9	73	1,5
Weinbergschnecke	–	12,8	1,2	62	1,5
Bismarckhering	–	16,5	16	210	2,5
Brathering	–	16,8	15,2	204	2,5
Bückling	–	21,2	15,5	224	2,5
Hering, Atlantik	–	18,2	17,8	233	2,5
Kaviar	–	26,1	15,5	244	2,5
Lachs, Salm	–	19,9	13,6	202	2,5
Makrele	–	18,7	11,9	182	2,5
Ölsardine	–	24,1	13,9	222	2,5
Thunfisch	–	21,5	15,5	226	2,5
Wels	–	15,3	11,3	163	2,5
Aal	–	15	24,5	281	**> 2,5**
Aal, geräuchert	–	17,9	28,6	329	**> 2,5**

Getreide und Getreideprodukte

Lebensmittelzusammensetzung pro 100 Gramm	**KH**	**P**	**F**	**E**	**EDB**
Eierteigwaren, Nudeln, gekocht + abgetropft	17,5	4	0,9	94	1,5
Reis, poliert, gekocht, abgetropft	18,8	2	0,2	84	1,5
Roggenbrot, mindestens 90 % Roggen	45,8	6,2	1	217	2,5
Roggenmischbrot, Roggen und Weizen	43,7	6,4	1,1	210	2,5
Roggenvollkornbrot	38,7	6,8	1,2	193	2,5
Weizenbrot, Weißbrot	48,8	7,6	1,2	238	2,5
Weizenmischbrot, aus Weizen und Roggen mit mind. 50 % Weizen	47,7	6,2	1,1	226	2,5
Weizenkleie	17,7	14,9	4,7	172	2,5
Weizenvollkornbrot	40,7	7	0,9	199	2,5
Weizentoastbrot	47,7	6,9	4,4	258	2,5
Amaranth	56,8	14,6	8,8	365	**> 2,5**
Buchweizen	71	9,1	1,7	336	**> 2,5**
Dinkel	60,3	15,8	1,7	320	**> 2,5**
Dinkelvollkornmehl	64	13,2	2,6	332	**> 2,5**
Eierteigwaren, Nudeln	69,9	12,3	2,8	354	**> 2,5**
Gerste	63,3	10,4	2,1	314	**> 2,5**
Grünkern	63,2	10,8	2,7	320	**> 2,5**
Hafer	55,7	9,9	7,1	326	**> 2,5**
Haferflocken	58,7	12,5	7	348	**> 2,5**
Hirse	68,8	9,8	3,9	350	**> 2,5**
Mais, ganzes Korn	64,2	8	3,8	323	**> 2,5**
Cornflakes	79,7	7,2	0,6	353	**> 2,5**
Quinoa	58,5	13,8	5	334	**> 2,5**
Reis, Vollkorn	74,1	7,2	2,2	345	**> 2,5**
Reis, poliert	77,7	6,8	0,6	344	**> 2,5**

Getreide und Getreideprodukte

Lebensmittelzusammensetzung pro 100 Gramm	KH	P	F	E	EDB
Roggen, ganzes Korn	60,7	8,8	1,7	294	**> 2,5**
Roggenmehl, Type 997	67, 9	6,9	1,1	309	**> 2,5**
Roggenmehl, Type 1150	67,8	8,3	1,3	316	**> 2,5**
Sorghum, Mohrenhirse	69,7	10,3	3,2	349	**> 2,5**
Weizen, ganzes Korn	59,6	10,6	1,8	297	**> 2,5**
Weizenmehl, Type 405	71,8	9,8	1	335	**> 2,5**
Weizenmehl, Type 550	72	9,8	1,1	338	**> 2,5**
Weizenmehl, Type 1050	67,2	11,2	1,8	329	**> 2,5**
Weizenkeime	30,6	26,6	9,2	312	**> 2,5**
Brötchen, Semmel	55,5	8,3	1,9	272	**> 2,5**
Knäckebrot aus Roggen	66,1	9,4	1,4	315	**> 2,5**
Butterkeks	74,7	7,6	11	428	**> 2,5**
Salzstangen	76	9	0,5	345	**> 2,5**
Zwieback, eifrei	73,1	9,2	4,3	368	**> 2,5**

Gemüse und Gemüseprodukte

Lebensmittelzusammensetzung pro 100 Gramm	KH	P	F	E	EDB
Artischocke	2,6	2,4	0,1	22	1,5
Aubergine	2,5	1,2	0,2	17	1,5
Austernpilz	–	2,3	0,2	11	1,5
Bambussprossen	1	2,5	0,3	17	1,5
Bleichsellerie	2,2	1,2	0,2	15	1,5
Blumenkohl	2,3	2,5	0,3	22	1,5
Blumenkohl, gekocht und abgetropft	2	2	0,3	19	1,5
Bohne, Schnittbohne, grün	5,1	2,4	0,2	33	1,5
Broccoli	2,7	3,8	0,2	29	1,5

Gemüse und Gemüseprodukte

Lebensmittelzusammensetzung pro 100 Gramm	KH	P	F	E	EDB
Broccoli, gekocht und abgetropft	2	2,8	0,2	22	1,5
Champignon, Zuchtchampignon, frisch	0,6	2,7	0,3	16	1,5
Chicorée	2,4	1,2	0,2	16	1,5
Chinakohl	1,2	1,1	0,3	12	1,5
Endivie	1,2	1,8	0,2	14	1,5
Erbse, Samen und Schote, grün	12,3	6,6	0,5	81	1,5
Erbse, Konserve	4,8	3,6	0,4	37	1,5
Erbse, gekocht und abgetropft	9,7	5,6	0,7	66	1,5
Feldsalat	0,8	1,8	0,4	14	1,5
Fenchel, Blatt	2,8	2,4	0,3	24	1,5
Fenchel, Knolle	3	1,4	0,2	19	1,5
Gartenkresse	2,5	4,2	0,7	33	1,5
Grünkohl	2,5	4,3	0,9	37	1,5
Gurke	1,8	0,6	0,2	12	1,5
Kartoffel	14,8	2	1	70	1,5
Kartoffel, ungeschält gebacken in Folie	17,9	2,5	0,1	85	1,5
Kartoffel, ungeschält gekocht	14,8	2	0,1	70	1,5
Knoblauch	28,4	6,1	0,1	139	1,5
Kohlrabi	3,7	1,9	0,2	24	1,5
Kopfsalat	1,1	1,2	0,2	11	1,5
Kürbis	4,6	1,1	0,1	25	1,5
Mais, Zuckermais	15,7	3,3	1,2	87	1,5
Mangold	0,7	2,1	0,3	14	1,5
Meerrettich	11,7	2,8	0,3	63	1,5
Karotte	4,8	1	0,2	26	1,5
Paprikafrüchte	2,9	1,1	0,2	19	1,5
Pastinake	12,1	1,3	0,4	59	1,5

Gemüse und Gemüseprodukte

Lebensmittelzusammensetzung pro 100 Gramm	KH	P	F	E	EDB
Petersilie	7,4	4,4	0,4	50	1,5
Petersilienwurzel	6,1	2,9	0,5	40	1,5
Pfifferling	0,2	1,6	0,5	11	1,5
Pfifferling, Konserve	0,2	1,4	0,7	13	1,5
Porree, Lauch	3,3	2,1	0,3	24	1,5
Radieschen	2,1	1,1	0,1	14	1,5
Rettich	2,4	1,1	0,2	15	1,5
Rhabarber	1,4	0,6	0,1	13	1,5
Rosenkohl	3,3	4,5	0,3	36	1,5
Rosenkohl, gekocht und abgetropft	2,4	3,8	0,5	31	1,5
Rote Bete	8,4	1,5	0,1	41	1,5
Rotkohl	3,5	1,5	0,2	22	1,5
Rucola	2,1	2,6	0,7	25	1,5
Sauerkraut	0,8	1,5	0,3	17	1,5
Schnittlauch	1,6	3,6	0,7	27	1,5
Schwarzwurzel	2,1	1,4	0,4	18	1,5
Sellerieknolle	2,3	1,6	0,3	18	1,5
Sojamilch	5,8	3,2	1,8	52	1,5
Spargel	2	2	0,2	18	1,5
Spargel, gekocht und abgetropft	0,5	2,4	0,3	14	1,5
Spinat	0,6	2,8	0,3	17	1,5
Spinat, gekocht und abgetropft	0,5	2,4	0,3	14	1,5
Steckrübe	5,7	1,2	0,2	29	1,5
Steinpilz	0,5	3,8	0,4	21	1,5
Süßkartoffel	24,1	1,6	0,6	108	1,5
Tofu	1,9	8,1	4,8	83	1,5
Tomate	2,6	1	0,2	17	1,5
Weißkohl	4,2	1,4	0,2	25	1,5

Gemüse und Gemüseprodukte

Lebensmittelzusammensetzung pro 100 Gramm	KH	P	F	E	EDB
Wirsing	2,9	2,8	0,3	26	1,5
Zucchini	2,3	2	0,3	20	1,5
Zwiebel	4,9	1,2	0,3	27	1,5
Augenbohne, Kuhbohne	33,1	23,5	1,4	239	2,5
Bohne, Gartenbohne, trockene Samen, weiß	34,7	20,9	1,6	237	2,5
Erbse, trockene Samen	41,2	22,9	1,4	271	**> 2,5**
Kartoffel, Püree, trockenes Pulver	75,3	7,4	0,5	335	**> 2,5**
Kartoffel, Knödel, trockenes Produkt	74,2	6	0,2	323	**> 2,5**
Kartoffel, Kroketten, trockenes Produkt	70,5	7,1	1,5	324	**> 2,5**
Kartoffelchips	45,1	5,5	39,4	557	**> 2,5**
Kichererbse	44,3	18,6	5,9	305	**> 2,5**
Leinsamen	–	24,4	30,9	376	**> 2,5**
Limabohne	45	20,6	1,4	275	**> 2,5**
Linse	40,6	23,4	1,6	270	**> 2,5**
Mohn	4,2	20,2	42,2	477	**> 2,5**
Mungbohne, trockene Samen	43,6	23,6	1,3	281	**> 2,5**
Pommes frites	35,7	4,2	14,5	290	**> 2,5**
Prinzessbohne	30,8	33,1	16,2	401	**> 2,5**
Sesam	10,2	17,7	50,4	564	**> 2,5**
Sojabohne, trockene Bohne	6,3	34,9	18,3	329	**> 2,5**
Sojamehl, vollfett	3,1	37,3	20,6	347	**> 2,5**
Sonnenblumenkerne	12,3	22,5	49	580	**> 2,5**
Straucherbse	47	20,2	1,4	281	**> 2,5**

Früchte und Obst

Lebensmittelzusammensetzung pro 100 Gramm	KH	P	F	E	EDB
Ananas	12,4	0,5	0,2	55	1,5
Ananas, Dose	15,2	0,4	0,2	68	1,5
Apfel	11,4	0,3	0,6	54	1,5
Apfelsine	8,3	1	0,2	42	1,5
Aprikose	8,5	0,9	0,1	43	1,5
Aprikose, Dose	15,1	0,5	0,1	65	1,5
Banane	20	1,2	0,2	88	1,5
Birne	12,4	0,5	0,3	55	1,5
Birne, Dose	16,1	0,3	0,1	67	1,5
Brombeere	6,2	1,2	1	44	1,5
Erdbeere	5,5	0,8	0,4	32	1,5
Erdbeere, Dose	16	0,6	0,2	70	1,5
Feige	12,9	1,3	0,5	61	1,5
Grapefruit	7,4	0,6	0,2	38	1,5
Hagebutte	16,2	3,6	0,6	94	1,5
Heidelbeere	6,1	0,6	0,6	36	1,5
Heidelbeere, Dose	16,4	0,9	0,6	76	1,5
Himbeere	4,8	1,3	0,3	34	1,5
Himbeere, Dose	16	0,7	0,3	71	1,5
Holunderbeere	6,5	2,5	1,7	54	1,5
Johannisbeere, rot	4,8	1,1	0,2	33	1,5
Johannisbeere, schwarz	6,1	1,3	0,2	39	1,5
Kirsche, sauer	9,9	0,9	0,5	53	1,5
Kirsche, süß	13,3	0,9	0,3	62	1,5
Kirsche, süß, Dose	12,5	0,7	0,2	56	1,5
Kiwi	9,1	1	0,6	51	1,5
Mandarine	10,1	0,7	0,3	46	1,5
Mirabelle	14	0,7	0,2	63	1,5

Früchte und Obst

Lebensmittelzusammensetzung pro 100 Gramm	KH	P	F	E	EDB
Moosbeere	3,9	0,4	0,7	35	1,5
Oliven	1,8	1,4	13,9	138	1,5
Pfirsich	8,9	0,8	0,1	41	1,5
Pfirsich, Dose	15	0,4	0,1	63	1,5
Pflaume	10,2	0,6	0,2	48	1,5
Pflaume, Dose	17,2	0,5	0,1	72	1,5
Preiselbeere	6,2	0,3	0,5	35	1,5
Preiselbeere, Dose, ohne Zuckerzusatz	6,5	0,7	0,6	34	1,5
Quitte	7,3	0,4	0,5	38	1,5
Sanddornbeere	3,3	1,4	7,1	89	1,5
Stachelbeere	7,1	0,8	0,2	37	1,5
Wassermelone	8,3	0,6	0,2	37	1,5
Weintraube	15,2	0,7	0,3	67	1,5
Zitrone	3,2	0,7	0,6	35	1,5
Zuckermelone	12,4	0,9	0,1	54	1,5
Apfel, getrocknet	55,4	1,4	1,6	248	2,5
Aprikose, getrocknet	47,9	5	0,5	240	2,5
Avocado	0,4	1,9	23,5	221	2,5
Feige, getrocknet	55,1	3,5	1,3	250	2,5
Pfirsich, getrocknet	53,2	3	0,6	240	2,5
Pflaume, getrocknet	47,4	2,3	0,6	222	2,5
Preiselbeere, Dose, mit Zuckerzusatz	44	0,5	0,3	183	2,5
Dattel	65,1	1,9	0,5	276	**> 2,5**
Rosine	68	2,5	0,6	291	**> 2,5**

Konfitüren und Gelees

Lebensmittelzusammensetzung pro 100 Gramm	KH	P	F	E	EDB
Apfelgelee	64,2	–	–	259	2,5
Apfelsinenkonfitüre	63,6	0,4	–	258	2,5
Aprikosenkonfitüre	60,6	0,3	0,1	248	2,5
Brombeerkonfitüre	63,1	0,5	0,4	259	2,5
Erdbeerkonfitüre	62,6	0,3	0,2	256	2,5
Hagebuttenkonfitüre	62,3	0,5	–	252	2,5
Heidelbeerkonfitüre	63,6	0,3	–	257	2,5
Himbeergelee	60,8	–	–	245	2,5
Himbeerkonfitüre	60,9	0,5	0,3	251	2,5
Johannisbeergelee, rot	60,6	–	–	247	2,5
Johannisbeerkonfitüre, rot	62,2	0,4	0,2	257	2,5
Kirschkonfitüre	60,8	0,5	0,1	250	2,5
Pflaumenkonfitüre	59,6	0,3	–	241	2,5
Pflaumenmus	48	0,9	0,2	202	2,5
Quittengelee	62,2	–	–	250	2,5
Quittenkonfitüre	58,3	0,2	–	236	2,5

Schalenfrüchte, Nüsse

Lebensmittelzusammensetzung pro 100 Gramm	KH	P	F	E	EDB
Edelkastanie	41,2	2,5	1,9	192	2,5
Cashewnuss	30,5	17,5	42,2	572	**> 2,5**
Erdnuss	7,5	25,3	48,1	564	**> 2,5**
Erdnuss, ungesalzen, geröstet	9,4	25,6	49,4	585	**> 2,5**
Haselnuss, ohne Samenschale	10,5	12	61,6	644	**> 2,5**
Kokosnuss	4,8	3,9	36,5	363	**> 2,5**
Macadamianuss	4	7,5	73	703	**> 2,5**
Mandel, süß	5,4	18,7	54,1	583	**> 2,5**

Schalenfrüchte, Nüsse

Lebensmittelzusammensetzung pro 100 Gramm	KH	P	F	E	EDB
Paranuss	3,6	13,6	66,8	670	**> 2,5**
Pekannuss	4,4	9,3	72	703	**> 2,5**
Pistazie	11,6	17,6	51,6	581	**> 2,5**
Walnuss	10,6	14,4	62,5	663	**> 2,5**

Honig, Zucker und Süßwaren

Lebensmittelzusammensetzung pro 100 Gramm	KH	P	F	E	EDB
Fruchteis	29,1	1,5	1,8	139	1,5
Eiscreme	21	4	11,7	205	2,5
Honig	75,1	0,4	–	302	**> 2,5**
Kakaopulver, schwach entölt	10,8	19,8	24,5	343	**> 2,5**
Kunsthonig, Invertzuckercreme	82,5	0,2	–	331	**> 2,5**
Marzipan	58,7	6,8	24,9	486	**> 2,5**
Milchschokolade	54,1	9,2	31,5	537	**> 2,5**
Nuss-Nougat-Creme	58,4	4,3	31,3	532	**> 2,5**
Schokolade, milchfrei, mindestens 40 % Kakaomasse	47	5,3	30	479	**> 2,5**
Zucker	99,8	–	–	399	**> 2,5**

Getränke

Lebensmittelzusammensetzung pro 100 Gramm	KH	P	F	E	EDB
Alkoholfreies Bier	–	–	–	25	1,5
Ananassaft	9,7	0,4	0,1	43	1,5
Apfelsaft	11,1	0,1	–	48	1,5
Apfelsinensaft	8,7	0,7	0,1	42	1,5
Apfelwein	–	–	–	45	1,5
Cola	–	–	–	43	1,5

Getränke

Lebensmittelzusammensetzung pro 100 Gramm	KH	P	F	E	EDB
Grapefruitsaft	10,1	0,5	0,1	47	1,5
Helles Bier	2,9	0,5	–	39	1,5
Johannisbeernektar, rot	12,4	0,4	–	55	1,5
Johannisbeernektar, schwarz	12,5	0,4	–	56	1,5
Malzbier	10,9	0,6	–	54	1,5
Pils, Lagerbier	–	–	–	42	1,5
Rotwein	2,4	0,2	–	68	1,5
Tomatensaft	3	0,8	0,1	17	1,5
Traubensaft	16,6	0,2	–	70	1,5
Weißbier	3	0,3	–	38	1,5
Weißwein	2,6	0,2	–	71	1,5

Quelle: Der kleine »Souci-Fachmann-Kraut«

Hinweis: Auch wenn Getränke eine geringe Energiedichte aufweisen, trinkt man schnell zu viel. Daher gilt: möglichst zuckerfreie Flüssigkeit zu sich nehmen (Wasser, Tee, Kaffee). Ausnahme: Während, vor oder nach dem Sport. Aber auch hier bitte nicht übertreiben.

Ernährungsprotokoll

Uhrzeit	Menge	Lebensmittel/Getränke	Anmerkung
Frühstück			**Warum gegessen?** ❍ Gewohnheit ❍ Hunger ❍ Langeweile ❍ Stress ❍ Lust, Freude ❍ Sonstiges: **Danach war ich** ❍ satt ❍ »pappsatt« ❍ hungrig
Zwischen-mahlzeit			**Warum gegessen?** ❍ Gewohnheit ❍ Hunger ❍ Langeweile ❍ Stress ❍ Lust, Freude ❍ Sonstiges: **Danach war ich** ❍ satt ❍ »pappsatt« ❍ hungrig
Mittag-essen			**Warum gegessen?** ❍ Gewohnheit ❍ Hunger ❍ Langeweile ❍ Stress ❍ Lust, Freude ❍ Sonstiges: **Danach war ich** ❍ satt ❍ »pappsatt« ❍ hungrig

Uhrzeit	Menge	Lebensmittel/Getränke	Anmerkung
Zwischen-mahlzeit			**Warum gegessen?** ❍ Gewohnheit ❍ Hunger ❍ Langeweile ❍ Stress ❍ Lust, Freude ❍ Sonstiges: **Danach war ich** ❍ satt ❍ »pappsatt« ❍ hungrig
Abend-essen			**Warum gegessen?** ❍ Gewohnheit ❍ Hunger ❍ Langeweile ❍ Stress ❍ Lust, Freude ❍ Sonstiges: **Danach war ich** ❍ satt ❍ »pappsatt« ❍ hungrig

Ihr Tagesprotokoll

Ort und Aktivität	Uhrzeit	Lebensmittel/Getränke/ Energiedichte	Anmerkung
			Warum gegessen? ❍ Gewohnheit ❍ Hunger ❍ Langeweile ❍ Stress ❍ Lust, Freude ❍ Sonstiges:
			Warum gegessen? ❍ Gewohnheit ❍ Hunger ❍ Langeweile ❍ Stress ❍ Lust, Freude ❍ Sonstiges:
			Warum gegessen? ❍ Gewohnheit ❍ Hunger ❍ Langeweile ❍ Stress ❍ Lust, Freude ❍ Sonstiges:

Ort und Aktivität	Uhrzeit	Lebensmittel/Getränke/ Energiedichte	Anmerkung
			Warum gegessen? ❍ Gewohnheit ❍ Hunger ❍ Langeweile ❍ Stress ❍ Lust, Freude ❍ Sonstiges:
			Warum gegessen? ❍ Gewohnheit ❍ Hunger ❍ Langeweile ❍ Stress ❍ Lust, Freude ❍ Sonstiges:

Tagesplan zur Orientierung

Uhrzeit	Energiedichtebereich (<1,5, <2,5, >2,5 kcal/g)	Mögliche Lebensmittel
Von Bis		
Von Bis		
Von Bis		

Uhrzeit	Energiedichtebereich (<1,5, <2,5, >2,5 kcal/g)	Mögliche Lebensmittel
Von Bis		
Von Bis		

Quellen und zum Weiterlesen

Teil 1: Die traute Zweisamkeit – Ernährung und Gesundheit

Calorie for Calorie, Dietary Fat Restriction Results in More Body Fat Loss than Carbohydrate Restriction in People with Obesity. Hall K. D. et al., Cell Metabolism 22, p427–436, 2015

Factsheet Diabetes. WHO, 2015

Factsheet Obesity. WHO, 2015

Genießt du schon oder testest du noch: TV-Berichterstattung über Lebensmittel wird immer kritischer. Presseinformation Engel & Zimmermann, 2016

GEO-Wissen Ernährung »Gesunde Ernährung!«. Extraheft Diäten, G+J Wissen GmbH, 2016

Gesundheit in Deutschland. Gesundheitsberichterstattung des Bundes. Robert-Koch-Institut (Hrsg.), S. 60ff, S. 189, S. 194ff, S. 201, S. 209ff, S. 2013ff, 2015

Iss was, Deutschland? – TK-Studie zum Ernährungsverhalten der Menschen in Deutschland. Herausgegeben von der Techniker Krankenkasse, 2013

Keinen Schuss Pulver wert. ÖKO-TEST, Ausgabe 2, S. 47ff, 2016

Persistent Metabolic Adaptation 6 Years After »The Biggest Loser« Competition. Fothergrill E. et al., Obesity 24, 2016

Personalized Nutrition by Prediction of Glycemic Responses. Zeevi D. et al., Cell 163, p1079–1094, 2015

RÉGIMES ALIMENTAIRES. CRIOC – Fondation d'utilité publique, 2011

Repräsentative Umfrage zum bewussten Umgang mit Nahrungsergänzungsmitteln. Bund für Lebensmittelrecht und Lebensmittelkunde e. V. (BLL), 2016

UGB-Forum *spezial* – Abnehmen – worauf es ankommt. UGB-Beratungs- und Verlags-GmbH, S. 30ff, 2015

Verbraucherinformation verbessert – Almased. ÖKO-TEST, Ausgabe 8, S. 12, 2016

Teil 2: Warum Check-ups mehr aussagen als Vorher-Nachher-Bilder

Change in Body Mass Index Associated With Lowest Mortality in Denmark, 1976–2013. Shoabi A. et al., JAMA 315, p1989–1996, 2016

Das Vertrauen in die Medizin sollte erschüttert werden. brand eins, Ausgabe 4, S. 124ff, 2016

Der Verdauungstrakt – Teil 3: Leber und Gallenblase. Hahn S., Ernährungs Umschau, Ausgabe 7, S. 402, 2016

Gesundheit in Deutschland. Gesundheitsberichterstattung des Bundes.

Robert-Koch-Institut (Hrsg.), S. 60ff, S. 189, S. 194ff, S. 201, S. 209ff, S. 213ff, 2015

Teil 3: Langfristiges und effektives Gewichtsmanagement mit den 4 G

A Smartphone App Reveals Erratic Diurnal Eating Patterns in Humans that Can Be Modulated for Health Benefits. Shubroz G. et al., Cell Metabolism 22, p789–798, 2015
Association of Animal and Plant Protein Intake With All-Cause and Cause-Specific Mortality. Song M. et al., JAMA, published online August 1, 2016
Chancen und Risiken von Gesundheits-Apps (CHARISMHA). Albrecht, U.-V. (Hrsg.), Medizinische Hochschule Hannover, 2016
Constrained Total Energy Expenditure and Metabolic Adaptation to Physical Activity in Adult Humans. Pontzer et al., Current Biology 26, p410–417, 2016
Der DKV-Report »Wie gesund lebt Deutschland?«. DKV Deutsche Krankenversicherung/ERGO Media Relations, S. 24, 2016
Der genauere Blick in die Zukunft. Schoemaker P. J. H. & Tetlock P. E., Harvard Business Manager, Ausgabe 8, S. 40ff, 2016
Der große Sprung. brand eins, Ausgabe 7, S. 74, 2016
Ernährungs-Apps auf dem Prüfstand. Bendel R., Bruckner L., Buchhart A., Wunderlin A., Projektarbeit 6. Semester E&V, Hochschule Weihenstephan-Triesdorf, 2016
Fitness-Krafttraining: Die besten Übungen und Methoden für Sport und Gesundheit. Boeckh-Behrens W.-U. & Buskies W., Rowohlt Taschenbuch Verlag, 2. Auflage, S. 457ff, 2001
Futter für die Seele. Psychologie Heute Compact, Ausgabe 44, Julius Beltz GmbH & Co. KG, 2016
Ich weiß, wie viel du wiegst. Stiftung Warentest, Ausgabe 11, S. 84ff, 2013
Lebensmittelmarketing im Spannungsfeld zwischen Absatzzielen und ethischer Herausforderung. Wegmann S., Ernährungs Umschau, Ausgabe 5, S. 284, 2016
Lipids around the Clock: Focus on Circadian Rhythms and Lipid Metabolism. Gnocchi D. et al., Biology 4, p104–132, 2015
Neues entdecken, wo es niemand vermutet. Mc Caffrey T. & Pearson J., Harvard Business Manager, Ausgabe 4, S. 41, 2016
Pilot Test of A Bites-Focused Weight Loss Intervention. West J. et al., Advances in Obesity, Weight Management & Control 3, p40, 2015
Sattessen und abnehmen: Individuelle Ernährungsumstellung ohne Diät. Schusdziarra V. & Hausmann M., MMI – Medizinische Medien Informations GmbH, 3. Auflage, 2012

Supertox. ÖKO-TEST, Ausgabe 41, S. 29ff, 2016
The effect of rate of weight loss on long-term weight management: a randomised controlled trial. Purcell K. et al., Lancet Diabetes Endocrinology, Volume 2, No. 12, p954–962, 2014
Thinking, Fast and Slow. Kahnemann D., Farrar Straus Giroux, 2011
Validity of physical activity monitors for assessing lower intensity activity in adults. Calabró et al., International Journal of Behavioral Nutrition and Physical Activity 11, p119, 2014
Which activity monitor to use? Validity, reproducibility and user friendliness of three activity monitors. Berendsen et al., BMC Public Health 14, p749, 2014
www.health-on.de

Anhang

Der kleine »Souci-Fachmann-Kraut«. Lebensmitteltabelle für die Praxis, Herausgeber: Deutsche Forschungsanstalt für Lebensmittelchemie, 5. Auflage, Wissenschaftliche Verlagsgesellschaft Stuttgart, 2011

Register

Gesund und abwechslungsreich ernähren: Ratgeber von Dr. Malte Rubach

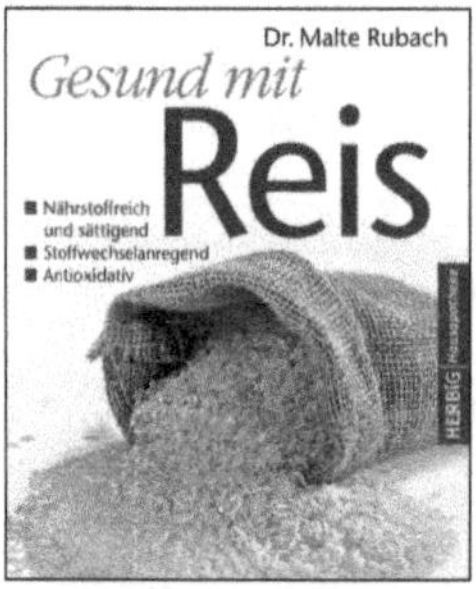

Reis ist vielseitig, nährstoffreich, regt die Verdauung an, unterstützt die körpereigene Radikalabwehr und ist hypoallergen – ideal also bei Glutenunverträglichkeit und Allergie-Diäten. Dieser Ratgeber zeigt die zahlreichen Anwendungsmöglichkeiten von Reis für Gesundheit und Schönheit, ergänzt mit köstlichen Rezepten für eine gesunde Ernährung.

Gesund mit Reis

144 Seiten, mit zahlr. Fotos · ISBN 978-3-7766-2795-4

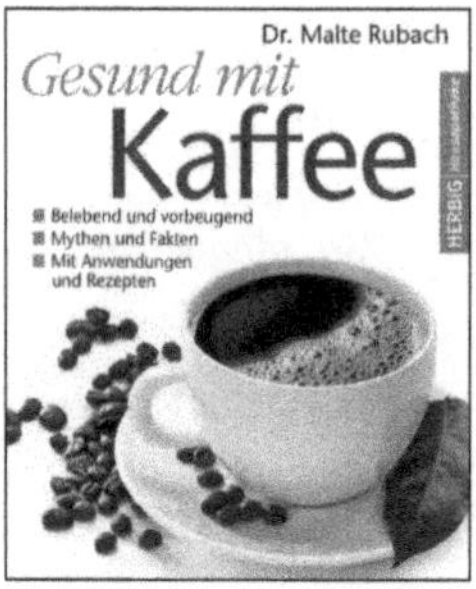

Koffein kann so viel mehr! Malte Rubach versammelt Mythen, Kurioses sowie Wissenswertes zur Geschichte des Kaffees und zum gesundheitsfördernden Genuss und erklärt, wie Kaffee vorbeugend gegen viele Krankheiten wirken kann. Mit Rezeptteil: zahlreiche leckere, süße und herzhafte Zubereitungsvarianten aus aller Welt.

Gesund mit Kaffee

160 Seiten, mit zahlr. Fotos · ISBN 978-3-7766-2761-9

HERBiG Hausapotheke www.herbig-verlag.de

Gesund, ungesund – ja was denn nun?

Seit Jahren ist eine Hetzkampagne gegen Milch in vollem Gange, von der auch die Produzenten alternativer Produkte profitieren. Es gilt als »in«, die Milch zu verteufeln. Dabei sind Milch und Milchprodukte die wichtigsten Kalziumlieferanten, wirken sich positiv auf die Darmflora aus und haben eine schützende Wirkung bei einer Vielzahl von Krankheiten. Malte Rubach beweist: Die Milch macht's!

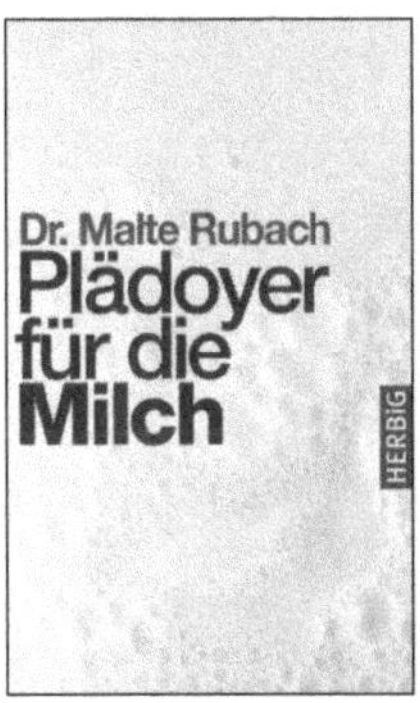

Kompetent, faktenreich, aktuell: Malte Rubach zeigt, wie vielseitig und gesund die Milch ist.

Malte Rubach
Plädoyer für die Milch

Print: 978-3-7766-2783-1 · E-Book: 978-3-7766-8244-1